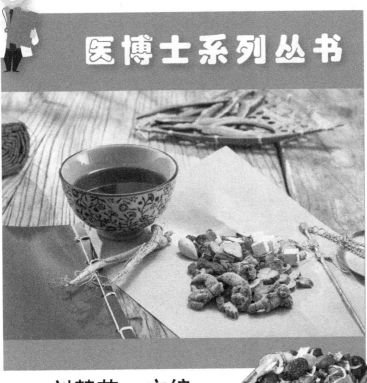

全民科学素质行动规划纲要书系

医博士系列丛书

名医验方宝典

刘慧英　主编

U0396882

🐟 广西科学技术出版社

·南宁·

图书在版编目（CIP）数据

名医验方宝典 / 刘慧英主编 . —南宁：广西科学技术出版社，2021.12（2023.8 重印）
ISBN 978-7-5551-1754-4

Ⅰ.①名… Ⅱ.①刘… Ⅲ.①验方—汇编 Ⅳ.
① R289.5

中国版本图书馆 CIP 数据核字（2021）第 267987 号

名医验方宝典

刘慧英　主编

责任编辑：罗煜涛　　　　　　　装帧设计：韦娇林
助理编辑：梁佳艳　　　　　　　责任印制：韦文印
责任校对：吴书丽

出 版 人：卢培钊　　　　　　　出版发行：广西科学技术出版社
社　　址：广西南宁市东葛路 66 号　　邮政编码：530023
网　　址：http://www.gxkjs.com

经　　销：全国各地新华书店
印　　刷：北京虎彩文化传播有限公司

开　　本：787 mm × 1092 mm　　1/16
字　　数：121 千字　　　　　　　印　　张：8
版　　次：2021 年 12 月第 1 版　　印　　次：2023 年 8 月第 3 次印刷
书　　号：ISBN 978-7-5551-1754-4
定　　价：48.00 元

《医博士系列丛书》编委会

前　言

　　祖国医学源远流长，为中华民族的繁衍昌盛和人类文明做出了巨大贡献。时至今日，中医界仍注重传承，勇于创新，涌现出一大批医德高尚、医术高明的名医名家。他们经过几十年的苦心研读和潜心实践，积累了大量的临床经验，留下了宝贵的文献资料，这些文献既有丰富的中医理论，也有屡试屡效的治病良方。

　　世界卫生组织前总干事中岛宏告诫人们：许多人不是死于疾病，而是死于无知。在现代科技和经济飞速发展的今天，很多人因忙于工作、学习等忽视了自身的健康，即使罹患诸疾也浑然不知，待发现疾病恶化时却已晚矣。因此关注自身健康，当好健康的第一责任人非常重要。许多人都有这样的体会：不幸罹患疾病之后，除了身体上饱受病痛折磨，还要深受求医问药之苦，花费大量时间、金钱，身心俱疲。

　　《医药星期三》是广西壮族自治区科学技术协会下属的广西科学技术普及传播中心编辑出版的医药科普报纸。本书收集了《医药星期三》多年刊登的内容精粹，主要包括全国各地名老中医、主任医师、中医教授的临床验方、祖传秘方、自创验方，涵盖内科、外科、妇科等科常见病、多发病、疑难重病。本书荟萃了各地中医医家几十年临床实践的验方，这些验方疗效确切可靠，有针对性，有较高的使用价值。本书突出辨证论治，亦重视现代医学的检查诊断，强调辨病与辨证相结合，学术见解独到，内容通俗易懂、实用性强，适合广大医务工作者、中医院校师生及患者学习和运用。由于遣方用药的特殊性，建议患者在用药前最好先与医生沟通，根据具体病情和体质差异，在医生指导下正确使用。

　　由于编写水平有限，书中难免会有疏漏之处，欢迎读者提出意见和建议，以便进一步修正。

目　录

 心血管内科

 风湿免疫内科

呼吸内科

胃肠内科

内分泌科

肝胆内科

肿瘤内科

神经内科

妇科

肩颈腰腿病科

泌尿外科

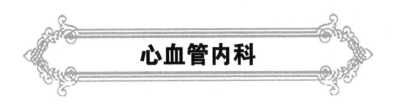

国医大师治冠心病经验

邓铁涛（1916—2019年），原为广州中医药大学教授、博士生导师，广东省名老中医，内科专家，国医大师。临床经验丰富，擅长治疗心血管系统疾病，现将邓老的治疗经验介绍如下。

一、病因病机

对于冠心病，现代许多医家都认为是血瘀为患，采用活血祛瘀法治疗。邓老擅长诊治心血管系统疾病，经观察，他认为南方人的身体素质与北方人略有不同。岭南土卑地薄，气候潮湿，故以气虚痰浊型冠心病多见，由此邓老提出了"痰瘀相关"理论，认为痰是瘀的初期阶段，瘀是痰浊进一步发展的结果，冠心病属本虚标实之证，拟定"益气除痰"之法治之，此法在临床上十分实用。邓老结合南方的地域特点，运用温胆汤加味治疗冠心病心绞痛。

二、临床资料

共治疗患者58例，男32例，女26例；年龄35～65岁；典型心绞痛者51例，非典型心绞痛但心电图明确诊断为冠心病者7例。诊断、辨证均依照国家中医药管理局1994年发布的《中医内科病证诊断疗效标准》中"胸痹心痛的诊断依据、证候分类、疗效评定"标准，将中医明确诊断的具有胸痹心痛主证，西医诊断为劳力性心绞痛或自发性心绞痛，并符合中医辨证属心气虚、血瘀及痰邪阻络型的患者列入观察范围。

三、辨证论治

【治法】益气除痰。

【处方】茯苓、党参各15克，枳壳、竹茹、法半夏、橘红各10克，甘草5克。气虚甚而见气短乏力、四肢无力者，加黄芪20克；气阴两虚见心胸隐痛，气短心悸、动则加重，神疲懒言，声低息微，面色苍白，易汗出，舌淡红、舌体胖且边有齿痕、苔薄白，脉细缓或结代者，加生晒参、麦冬各9克，五味子6克；兼血瘀而见心胸疼痛，心痛如刺，痛处固定，入夜更甚，唇舌紫暗，舌有瘀斑、苔薄，脉涩或结代者，加五灵脂（酒研，淘去沙土）、蒲黄（炒香）各6克。

【用法】水煎，分3次服，每日1剂。30日为1个疗程。服药前1周停用其他治疗心血管疾病的药物。心绞痛发作者，可临时服用硝酸甘油。

四、疗效

共治疗患者58例，显效20例，有效23例，无效11例，加重4例，总有效率为74.1%。

五、体会

邓老认为，冠心病属中医"胸痹心痛"的范畴，病机特点属本虚标实，虚为气虚、阳虚、气阴两虚；实为气滞、血瘀、痰浊、寒凝。冠心病不仅是由气滞引起痰瘀闭阻，气虚因素也不能忽视。邓老发现，南方地区病例以心气虚兼痰浊者多见，因其地处南方湿地，又喜冷饮而伤阳气，故用温胆汤以行气化瘀，在此基础上加用党参等补气之品。针对胸痹心痛心气虚乏、血瘀痰阻病机进行治疗，临床疗效显著。

山东名中医治早搏经验

丁书文，教授，博士生导师，山东省名老中医，国内知名心血管疾病中医专家。从事医疗、教学、科研工作40多年，经过长期实践，丁老在早搏方面积累了比较系统的治疗经验。现将丁老的治疗经验介绍如下。

一、病因病机

早搏病位在心，多由脏腑失调，心神失养；或情志所伤，心神受扰；或痰火扰心，心神不安引起。病性为本虚标实，虚多于实。虚为心之气、血、阴、阳亏损，实则多指血瘀、气滞、火热为患。

二、辨证论治

1.功能性早搏

【临床表现】情志不畅，胸胁胀满不适，憋闷气短，自汗盗汗，心悸不宁，失眠多梦，舌红、苔薄白或薄黄，脉弦或结代。

【治法】疏肝活血。

【处方】柴胡、香附、枳壳、陈皮、川芎、丹参、当归、白芍各10克，桂枝、青蒿、酸枣仁各8克，常山、甘草各5克。病程日久，肝郁化火者，加牡丹皮、山栀子各10克；伤阴耗气而口干气短者，加黄芪、麦冬、五味子各10克；湿聚痰生而胸闷痰多者，加茯苓、法半夏、白术各10克。

【用法】水煎，分3次服，每日1剂。

2.冠心病引发的早搏

【证型】气阴两虚、心脉瘀阻为常见证型。

【临床表现】气短乏力，口干多汗，舌紫或有瘀点，脉细。

【治法】益气养阴，活血化瘀。

【处方】黄芪、麦冬、当归、川芎、丹参、延胡索、三七、白芍各10克，五味子、桂枝、青蒿、苦参各7克，常山、甘草各5克。

【用法】水煎，分3次服，每日1剂。

3.原发性高血压引发的早搏

【证型】可分为肝阳上亢、阴虚阳亢、肝肾阴虚、阴阳两虚等证型。

【治法】滋阴潜阳，活血化瘀。

【处方】钩藤、紫石英、枸杞子、制何首乌、女贞子各15克，当归、川芎、丹参、白芍、青蒿各10克，常山、黄连、甘草各5克。兼阳动化风者，加龙骨（先煎）、牡蛎（先煎）各15克；肝火上炎者，加牡丹皮、山栀子各10克；痰浊中阻者，加法半夏、白术、远志、石菖蒲各12克；阴阳两虚者，加肉桂、淫羊藿各6克。

【用法】水煎，分3次服，每日1剂。

4.风湿性心脏病引发的早搏

【临床表现】气阴亏虚、阳气衰弱、血脉瘀滞均可引起早搏。可见四肢寒冷，气短乏力，舌淡，脉细无力。

【治法】益气养阴，活血化瘀；温阳益气，活血化瘀。

【处方】黄芪、党参、麦冬、丹参、当归、川芎、生地、白芍、青蒿各10克，五味子、常山、黄连、制附子、肉桂、甘草各4克。心胸闷痛者，加延胡索、三七各10克；下肢水肿者，加泽泻、茯苓各10克；腹胀腹痛者，加木香、砂仁各6克。

【用法】水煎，分3次服，每日1剂。

5.病毒性心肌炎引发的早搏

【证型】可分为气阴两虚型和血瘀型。

【治法】益气养阴，解毒活血。

【处方】黄芪、党参、麦冬、五味子、金银花、连翘、丹参、当归、生地、白芍、青蒿各10克，常山、黄连、甘草各5克。兼气滞胸闷者，加香附、枳壳、玫瑰花各10克；兼阳虚肢冷者，加制附子、桂枝、淫羊藿各8克；兼心烦失眠者，加酸枣仁、夜交藤、远志、紫石英、龙骨（先煎）、牡蛎（先煎）各10克。

【用法】水煎，分3次服，每日1剂。

三、体会

丁老治疗该病，审证求因，紧扣病机，分清虚实，兼顾标本，既遵循常法，又知常达变，方药精专力宏，疗效满意。原发性心脏病、肺源性心脏病及其他心脏疾患引发的早搏，丁老亦按上述思路治疗。

河南名医治慢性心衰经验

朱明军，河南中医药大学第一附属医院心脏中心主任医师，教授，博士生导师。朱教授擅长治疗冠心病、心律失常、心力衰竭（以下简称"心衰"）、高血压病，对慢性心衰的治疗更有其独到之处。在多年的临床实践中，朱教授在治疗慢性心衰方面积累了丰富的理论知识与实践经验，现介绍如下。

一、病因病机

心衰是一种复杂的临床症候群，是各种心脏疾病病情发展的严重阶段。临床常见呼吸困难、乏力、疲倦、头晕、心慌、咳嗽、咳痰、食欲不振、腹胀、肢体水肿、颜面发绀等症状。

朱教授认为，慢性心衰的病位在心，与肺、脾、肝、肾密切相关，病性为本虚标实，以气虚、阳虚或气阴两虚为本，以瘀血、痰饮、水停为标。气虚运血无力，阳虚气化不利，从而出现瘀血、痰饮、水停等标实之候。在心衰的发展过程中，心气亏虚是病理基础，血脉瘀滞是中心环节，常常兼有不同程度的水邪为患。

针对慢性心衰心气、心阳虚衰和血瘀、痰阻、水停的病机，朱教授以益气活血、温阳化痰、利水养阴的基本大法治之。同时，朱教授还认为，以上各病理因素常兼杂合并出现，因此治疗时须灵活辨证论治。

二、辨证论治

1.心肺气虚，心血瘀阻

【临床表现】心悸气短、乏力，活动后加重，神疲，咳喘，面色苍白或晦暗，唇甲青紫，舌淡或边有齿痕，或舌紫暗有瘀点、瘀斑，脉沉细、虚数或涩、结代。

【治法】益气活血。

【处方】党参、黄芪各15克，麦冬、五味子、当归、川芎、赤芍各12克，桃仁、红花各10克，肉桂、甘草各5克。

【用法】水煎，分3次服，每日1剂。

2.心阳亏虚，心血瘀阻，痰湿内盛

【临床表现】心悸气短，咳嗽，喘促，肢冷畏寒，尿少浮肿，自汗、

汗出湿冷，舌暗淡或绛紫、苔白腻，脉沉细或涩、结代。

【治法】益气活血，健脾化痰。

【处方】党参、茯苓、炒白术、赤芍、川芎、丹参各12克，黄芪、柏子仁、酸枣仁、神曲各15克，桂枝、法半夏各7克，陈皮、葶苈子各10克，大枣5枚。

【用法】水煎，分3次服，每日1剂。

3.气阴两虚，血瘀水停，痰热夹杂

【临床表现】心悸、气喘，动则加重，气短乏力，自汗，两颧泛红，口苦咽干，心胸烦热，手足心热，失眠多梦；或面色晦暗，唇甲青紫，双下肢浮肿，舌红少苔或苔黄腻，或舌紫暗有瘀点、瘀斑，脉沉细、虚数或涩、结代。

【治法】益气养阴，活血利水，兼清痰热。

【处方】太子参、麦冬、五味子、赤芍、川芎、猪苓各12克，桃仁、红花、泽泻、葶苈子、枳实、陈皮各10克，车前子（包煎）、益母草、神曲各15克，黄连、法半夏各7克。

【用法】水煎，分3次服，每日1剂。

4.心脾肾阳虚，心血瘀阻，水饮内停

【临床表现】心悸、怔忡，气逆喘促、不能平卧，下肢水肿明显，恶寒肢冷，乏力，腹胀，食欲不振，胁下痞块，尿少，大便溏，舌淡胖或淡暗、有瘀斑、苔白滑，脉沉弱或结代。

【治法】温阳利水，活血化瘀。

【处方】党参、赤芍、猪苓、车前子（包煎）、砂仁（后下）、大腹皮、大枣各12克，制附子（先煎）6克，桂枝、葶苈子各10克，丹参20克，益母草15克，泽泻8克。

【用法】水煎，分3次服，每日1剂。

三、典型病案

患者，男，60岁。心慌不适，乏力、气短明显，活动后加重，伴咳喘，面色晦暗，唇甲青紫，舌紫暗、苔厚腻，脉弦滑、结代。心电图结果

提示：心房纤颤，心率50次/分。

【西医诊断】 冠心病，心衰Ⅱ度，心功能3级。

【中医诊断】 心衰病（心气亏虚，心血瘀阻，痰湿内盛）。

【治法】 益气活血，健脾化痰。

【处方】 党参、茯苓、炒白术、赤芍、川芎、丹参各12克，黄芪、炒酸枣仁、神曲各15克，桂枝、法半夏各8克，陈皮、葶苈子各10克，生龙骨（先煎）、生牡蛎（先煎）各20克，大枣5枚。

【用法】 水煎，分3次服，每日1剂，共7剂。

【疗效】 服药1周后，患者心慌、乏力明显减轻。守上方再治疗2周后，心慌、气短、乏力、咳喘诸症消失，舌暗红、苔薄腻，脉结代，心率55次/分。上方去葶苈子，加山楂12克，党参、黄芪均减至10克，继服14剂巩固疗效。2个月后随访，患者病情稳定。

广东名中医治老年人心悸经验

卢永兵，主任医师，广东省名中医，长期从事老年病研究。现将卢老的治疗经验介绍如下。

一、病因病机

心悸是老年人的常见病和多发病之一，现代医学的各种器质性或功能性心脏病引起的心律失常，均属于中医"心悸"的范围。卢老把老年人心悸归纳为心气不足、心阴亏虚、心阳虚弱、痰湿内聚、心脉瘀阻五大证型，分别采用益气养心、滋阴降火、温阳益气、健脾化痰、活血化瘀等方法治疗，强调治法应以扶正为主，兼以祛邪，尤其要注重结合活血化瘀。

二、辨证论治

1.心气不足型

【临床表现】 心悸、怔忡，惊恐不安，胸闷气短，自汗、动则尤甚，体倦乏力，面色苍白，胃纳减少，大便溏，舌淡白、苔白，舌尖有瘀点，脉弱、结。

【治法】益气养心安神。

【处方】党参、炙甘草、白术、五味子各12克，黄芪、炒酸枣仁、龙骨（先煎）各15克，麦冬、丹参各8克，浮小麦20克，川芎6克。气虚甚者，党参改用新开河参或高丽参，另炖；口干、咽干者，党参改用西洋参。

【用法】水煎，分3次服，每日1剂。

2.心阴亏虚型

【临床表现】心悸不宁，气短，烦热不安，多汗，多梦失眠，头晕耳鸣，腰酸，手足心热，口干，舌红少津、少苔或无苔，舌中心有裂纹，舌尖边有瘀点，脉细、数、结。

【治法】滋阴降火，养心安神。

【处方】西洋参（另炖）、麦冬、五味子、大枣、白芍、炙甘草各12克，生地、玄参、石斛各10克，牡蛎（先煎）15克。

【用法】水煎，分3次服，每日1剂。

3.心阳虚弱型

【临床表现】心悸胸闷，面色苍白，气短汗出，气促难卧，畏寒肢冷，体倦乏力或下肢水肿，食少便溏，舌淡、苔白，舌尖有瘀点瘀斑，脉迟而结代。

【治法】温阳益气养心。

【处方】党参、茯苓、大枣、白术、炙甘草各12克，桂枝、干姜、川芎、当归、泽泻各8克，黄芪、龙骨（先煎）各15克。

【用法】水煎，分3次服，每日1剂。

4.痰湿内聚型

【临床表现】心悸、怔忡，咳喘痰多，不能平卧，头晕头重，胸腹满闷，恶心食少，体倦肢肿，舌淡白、苔白腻，舌尖边有瘀点，脉滑。

【治法】健脾化湿，豁痰平喘。

【处方】桂枝、干姜各5克，炙甘草、党参、茯苓、萆薢、五味子各12克，法半夏、麦冬、陈皮、白术、丹参各10克，远志、黄芩、川芎各6克。

【用法】水煎，分3次服，每日1剂。

5.心脉瘀阻型

【临床表现】心悸怔忡，胸闷疼痛、痛有定处，短气乏力，面色晦暗，唇舌紫暗，脉涩而结代。

【治法】活血化瘀，益气养心。

【处方】丹参、五味子各15克，三七（研粉冲服）、党参、炙甘草、生地各12克，黄芪20克，红花、川芎各10克。

【用法】水煎，分3次服，每日1剂。

三、体会

中医的心悸包括惊悸和怔忡两方面，都是指心悸动不安。惊悸多因情志变化而突发，起病急，病程短，病情较轻，预后较好；怔忡多为身体亏虚或痰饮瘀血所致，来之渐，病程长，反复发作，病情较重。临床上许多老年心脏病患者均可出现心悸，辨证施治要注意本病常是虚实夹杂，治疗上应扶正与祛邪结合。临床上，心悸表现为心动过缓者，多属气阳两虚；心悸表现为心动过速者，多属气阴两虚。老年人心悸常出现不同程度的血瘀证，治疗时要结合运用活血化瘀之法才能显效。黄芪有益气通脉的作用，在许多慢性心悸病证中，参芪联用，结合活血化瘀药，更能促进血运，通调心脉，提高疗效，正所谓"气通血活，何患不除"。

山西名老中医治周围血管病经验

门纯德（1917—1984年），山西省名老中医。门老自拟的"活化汤"临床广泛用于治疗气血瘀滞所引起的多种疾病，在周围血管病的辨证治疗方面疗效尤为独特。现将门老的治疗经验介绍如下。

一、病因病机

周围血管病在《医宗金鉴》《外科正宗》均有详尽记载，如脱疽、坏疽、脉管病等。其病因病机主要为阴寒客于脉络，寒凝血瘀、血滞，瘀久化热，热毒壅滞，血败化腐。

二、辨证论治

【处方】活化汤：当归、丹参各15克，鸡血藤20克，地龙、红花、桂枝各6克，土鳖虫（研粉冲服）3克，桃仁5克，黄芪10克。治疗周围血管病，患肢局部热甚，感染较重者，加金银花30克、蒲公英20克、牡丹皮15克；患肢冷痛者，加附子6克、细辛3克；患肢肿胀明显者，加薏苡仁30克、益母草20克、赤芍10克、牛膝12克；胸中瘀痹，胸痛日久，有心血管疾患者，加柴胡、枳壳各12克，薤白10克。脑血管病辨证属瘀血内阻、肢体不遂者，可加川芎、牛膝各12克，牡丹皮9克。

【用法】水煎，分3次服，以少许白酒为引，每日1剂。

三、典型病案

1.动脉硬化性闭塞症

林某，男，69岁。双下肢发凉、麻木3年，左足疼痛半年。曾在多家医院以"动脉硬化性闭塞症"治疗，病情未得到控制。半个月前左足疼痛加重，夜不能眠。诊见：痛苦面容，双目布满血丝，精神疲惫；左足红肿、小趾色黑坏死、足背部胫后动脉搏动消失；右足肤温低，足背部胫后动脉搏动减弱；舌紫暗、苔白腻，脉细而弦长。

【诊断】脱疽（阳虚寒凝，血脉闭阻）。

【治法】温经通脉，活血化瘀。

【处方】活化汤加白芍、山楂、薏苡仁各15克。

【用法】水煎，分3次服，每日1剂。

【疗效】服药1周后，症状减轻；服药半个月后，双下肢发凉症状较前改善；服药40余天后，下肢冷痛消失，左足小趾坏疽处已干瘪；予活化汤化裁，继续服用3个月，局部愈合良好。

2.血管闭塞性脉管炎

郭某，男，37岁。右下肢酸胀、发凉3年，右足疼痛3个月，右下肢血管彩色多普勒超声检查提示右下肢胫前、足前动脉闭塞，符合脉管炎改变。近1个月，右下肢酸胀、麻木加重，右足疼痛剧烈，行走困难。诊见：形体瘦削，面色暗，右下肢踝以下皮色紫红，皮肤干燥，肌肉萎缩，趾甲增厚，足背动脉搏动消失，胫后动脉细弱，舌暗红、苔薄黄，脉细弦而数。

【诊断】脱疽（气虚血瘀，脉络闭阻）。

【治法】益气活血，化瘀通脉。

【处方】活化汤加蒲公英30克、益母草20克。

【用法】水煎，分3次服，每日1剂。

【疗效】服药6剂后，症状减轻；服药20剂后，疼痛消失，能行走、活动，但仍有间歇性跛行。先后治疗3个月，右足疼痛消失。

四、体会

周围血管病是临床常见的一类疾病，从其发生、发展、变化的过程来看，主要以血脉运行不畅，或血脉闭阻不通为病机特点，气血的盛衰、血脉的畅通与否，直接影响该类疾病的转归。临证中，根据此类疾病的临床特点，辨证与辨病相结合，按照门老"养、通、活、化"的治疗法则，临床运用活化汤并随症加减，疗效十分显著。

全国名老中医治老年人高血压病经验

张杰，全国老中医药专家学术经验继承工作指导老师。张老从医数十年，经过长期临床观察和实践，在老年人高血压病的诊疗方面形成了其独特的理念和方法，现将张老的经验介绍如下。

一、病因病机

老年人高血压病指发病年龄60岁以上，血压值持续或非同日3次以上超过高血压诊断标准的疾病，多属中医"眩晕"的范畴。该病大部分由动脉粥样硬化引起大动脉弹性减退而产生，是冠心病、脑卒中的主要危险因素。

张老认为，老年人高血压病最广泛的发病类型和发病原因都在于"虚"，即肝肾亏虚；致病之邪根本在于"浊"，即代谢产物。病机乃患者年事渐高，精气日衰，气化失常，浊邪内聚；肾水不足，虚火内生，灼津为痰；水不涵木，肝失所养，阳亢火燔，生风内扰；中气不足，气虚血滞，久滞致瘀；命门火衰，气血不行，清空失养。病性亦多本虚标实，虚实夹杂，亦虚亦实。故治疗大法以补肾养肝固其本，化痰祛瘀泄浊治其标。简而言之，补虚，可提高人体机能，促进精微的摄纳；泄浊，可改善局部循环，促进多种病理产物的排泄。因此，在传统化痰、祛瘀、平肝、熄风治法的基础上，以补肾养肝与化痰祛瘀泄浊为主。

二、辨证论治

【处方】 生地、丹参各15克，山茱萸、泽泻各10克，当归、白芍、怀牛膝、杜仲、天麻各8克，炒大黄3克。肝肾阴虚，虚风上旋，症见口干目赤，头晕，烦热盗汗，舌红、少苔，脉细数者，加女贞子、钩藤、桑寄生、龟板（烊化）、白菊花各10克；命门火衰，阴阳两虚，症见畏寒肢冷，腰膝酸软，烦热盗汗，舌淡、苔白，脉细弱者，加淫羊藿、巴戟天、肉苁蓉各10克；痰浊郁阻，症见头晕沉重，目眩，疲倦乏力，舌淡、苔白腻，脉濡滑者，加苍术、白术、茯苓、陈皮各10克，法半夏8克；瘀血阻络，症见头晕或头刺痛，舌有瘀点瘀斑，脉弦涩者，加三七（研粉冲服）6克，蒲黄（包煎）、泽兰、桃仁、川芎、红花各10克。

【用法】 水煎，分3次服，每日1剂。

三、典型病案

梁某，女，70岁。患者发病后服过多种西药降压，疗效均不理想，血压无明显改善。诊见：血压170/100 mmHg，头晕目眩，健忘神疲，腰膝酸软，耳鸣如蝉，伴四肢欠温，形寒肢冷，舌苔薄白，脉沉弦。

【诊断】 眩晕（肝肾阴虚，阴损及阳，虚风上扰，痰浊内聚）。

【治法】 补肾养肝，温阳泄浊。

【处方】 淫羊藿、巴戟天、生地各12克，菟丝子、白芍、丹参、桑寄生、钩藤（后下）各15克，炮附子（先煎）、泽泻各8克，天麻、怀牛膝、制何首乌、白术、杜仲、续断各10克，熟大黄5克。

【用法】 水煎，分3次服，每日1剂，连服2周。

【疗效】 二诊：患者头晕目眩明显好转，血压降至150/95 mmHg，上方加白菊花10克，枸杞子20克，继服2周。三诊：血压降至138/88 mmHg，临床症状明显减轻，后以原方化裁，调养3个月，血压平稳，症状消失。

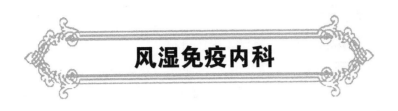

风湿免疫内科

北京名医治痛风经验

周乃玉，主任医师，全国名老中医。师承全国名医王大经教授，从事风湿病治疗40余载，在痛风的治疗方面颇有建树，疗效卓著。现将周老治痛风的经验介绍如下。

一、病因病机

周老认为，痛风属于中医"痹证"的范畴，瘀浊凝滞为痛风病因病机之关键，治疗痛风强调泄浊化瘀，同时要审证权变，标本同治，分期用药。

二、辨证论治

1.急性发作期

【证型】湿热浊毒瘀滞血脉、闭阻关节。

【临床表现】趾关节、踝关节或腕关节、指关节红肿热痛，局部灼热，痛不可触，昼轻夜重，周身发热，烦渴汗出，舌红、苔黄厚或腻，脉滑数。

【治法】清热解毒，泄浊化瘀，通利关节。

【处方】土茯苓、萆薢各18克，山慈菇、蒲公英、紫花地丁、茵陈、秦皮各10克，甘草、炒白芥子、苍术、黄柏、秦艽各7克。

【用法】水煎，分3次服，每日1剂。

2.慢性关节炎期

【证型】痰湿浊毒滞于经脉、附于骨节。

【临床表现】关节疼痛、肿胀、僵硬、活动受限，跖趾关节、踝关节、腕关节、指关节、肘关节等关节处可见痛风石，舌暗或红、苔薄黄，脉弦滑或沉。

【治法】利湿解毒，泄浊化瘀，通痹散结。

【处方】猪苓、炒皂角刺各18克，山慈菇、苍术、黄柏、炒白芥子、路路通、当归、泽泻、甘草各9克，全蝎5克。

【用法】水煎，分3次服，每日1剂。

3.缓解稳定期

【临床表现】经过清热、利湿、解毒、泄浊、化瘀治疗后，关节肿痛缓解，血尿酸已基本正常，病情稳定。舌淡红、苔白或薄黄，脉弦滑或细滑。

【治法】健脾利湿，解毒消肿，活血化瘀。继续服药预防复发。

【处方】炒薏苡仁、赤小豆、淡豆豉各18克，泽泻、桃仁、红花、赤芍、生地、甘草各9克。合并高血压者，加豨莶草、石决明各15克；合并高脂血症者，加决明子15克；合并尿路结石者，加金钱草、海金沙各20克，路路通8克；大便干结不通者，加酒大黄、芒硝各6克。

【用法】水煎，分3次服，每日1剂。

三、典型病案

陈某，男，30岁。间断关节痛2年，加重2日。患者近2年趾关节、踝关节红肿、灼热疼痛间断发作，多次检验血尿酸均高于500 μmol/L，诊断为痛风。发作时每每服用秋水仙碱。2天前饮酒食肉，夜间突发右足第一跖趾红肿热痛，不可触，不能行走。发热，体温37.7 ℃，口苦，大便干。舌红、苔黄厚，脉滑数。血尿酸489 μmol/L。

【诊断】痹证（湿热蕴毒，瘀浊凝滞，闭阻关节）。

【治法】泄热解毒，利湿消肿，化瘀通络。

【处方】忍冬藤、白花蛇舌草各25克，虎杖、萆薢各15克，山慈菇、紫花地丁、蒲公英各12克，酒大黄（后下）、芒硝、苍术、黄柏、甘草各7克，全蝎5克。

【用法】水煎，分3次服，每日1剂，共7剂。

【方解】以酒大黄、芒硝清热泄浊，以苍术、黄柏、忍冬藤、虎杖、白花蛇舌草、萆薢、山慈菇、紫花地丁、蒲公英等清热解毒、利湿消肿，以全蝎通络止痛；甘草调和诸药。

【疗效】1周后复诊，趾关节疼痛、肿胀明显减轻，体温正常，大便每日2次。舌红、苔薄黄，脉弦。原方去芒硝，加秦皮12克、路路通8克，服14剂后，患者关节疼痛、肿胀消失。此后以利湿泄浊、化瘀通络法随证加减继续治疗3个月，患者关节炎无发作，复查血尿酸370 μmol/L。随诊2年，病情稳定，未再复发。

广东名中医治痹证经验

陈纪藩，广州中医药大学首席教授，博士生导师，广东省名中医，全国名老中医药专家，广东省中医风湿病重点专科专病学术带头人。长期从事痹证的临床研究，在痹证的诊治方面积累了丰富的临床经验，尤其擅长治疗类风湿性关节炎、强直性脊柱炎、骨性关节炎。现将陈老的治疗经验介绍如下。

一、病因病机

陈老认为，痹证的产生关系正邪两方面。正虚是内因，多由于先天禀赋不足或年老体弱，气血肝肾亏虚，导致筋骨失养；邪甚是外因，最虚之处便是容邪之处，风、寒、湿、热趁虚而入，痹阻筋骨关节，气血运行不畅而成瘀，内因与外因共同作用产生痹证。总之，本病以肝肾不足为本，以风、寒、湿、热、瘀为标。

二、辨证论治

1.湿热痹

【临床表现】关节红肿热痛或腰骶部剧痛，遇热加重，得冷稍减，伴口干口苦，咽红肿痛，大便秘结，小便黄短，舌红、苔黄腻，脉弦滑数。

【处方】白及、白蔹、木鳖子、桑螵蛸各12克，姜黄、萆薢、茵陈、宽筋藤、忍冬藤、七叶莲各10克。

【用法】水煎，分3次服，每日1剂。

2.寒湿痹

【临床表现】关节疼痛较重，遇冷加重，得热稍减，局部无红热感，晨僵明显，伴畏寒，口干不欲饮，面色苍白，大便稀溏，小便清长，舌淡、苔白腻，脉沉弦或沉迟。

【处方】桂枝、白术、白芍、防风、威灵仙各10克，制川乌、羌活、独活、海桐皮各6克。偏寒者，加杜仲10克，细辛3克；偏热者，加黄柏、姜黄、宽筋藤、萆薢各10克；久病气血损伤，形体消瘦，肢体麻木，心慌失眠，面色不华，神疲气短，食欲不振者，白术加至12克，加党参、茯苓各12克，鸡血藤、黄芪、川芎、当归、生地各10克，甘草5克；患强直性脊柱炎后期肝肾虚明显，形体消瘦，面色晦暗，腰膝酸软，眠差多梦，舌暗红、少苔，脉细数者，加熟地、山茱萸、茯苓、泽泻、山药、杜仲、川续断、桑寄生各10克；痹证日久，关节肿大变形、僵硬、活动不利者，加地龙10克，蜈蚣3克。

【用法】水煎，分3次服，每日1剂。

三、体会

脾为后天之本，喜燥恶湿，风寒湿热之邪除痹阻筋骨外，尚可内蕴脾胃，影响脾胃运化，或由于久病耗损脾气，或治疗中苦寒太过，或过服西药均可伐伤脾胃，致患者胃脘不适、食欲不振、恶心呕吐、反酸等。陈老认为，脾胃一败，药石妄投，主张先健运脾胃，以利药食吸收，先投四君子汤加砂仁（后下）、乌贼骨、麦芽、陈皮、法半夏健脾行气和胃，同时可少佐祛风湿之品，如桂枝、防风等。

瘀血内结贯穿痹证全过程，"治风先治血，血行风自灭"，故无论新痹久痹均应使用活血化瘀药，如姜黄、丹参、三七、红花等。痹证后期，瘀象更加明显，患者关节变形、色暗、肿胀，面色、唇舌均瘀暗，此时，陈老喜用桂枝茯苓丸加味以祛瘀通络。

痹证的发生或加重多与感受外邪有关，临床常见的上呼吸道感染、咽炎、尿路感染等可诱发或加重关节炎症状。久病势缓，不能急治；卒病势急，稍缓能起变化，故应先治卒病。久病痹证，合并上呼吸道感染，体质虚弱，不耐峻猛发散，此时，患者往往寒热并见，用小柴胡汤和解之，多可收效，可加荆芥穗、防风、薄荷等加强疏风解表之功；热甚咽痛者，可用板蓝根、连翘、金银花等清热解毒利咽；合并尿路感染者，多用茯苓皮、车前草、玉米须、泽兰、泽泻等清热利湿通淋。

用药应结合实验室检查结果，血沉快、C-反应蛋白明显增高，反映体内湿热邪甚，应加大清热利湿力度。治疗的同时，避免受凉受湿；饮食应清淡，忌生冷，戒烟酒。疾病静止期，应加强锻炼，休息时采用适当体位，避免畸形发生。

河南名医治类风湿性关节炎经验

安丽，主任医师，教授，硕士生导师。从事中医临床工作40多年，擅长中西医结合治疗类风湿性关节炎、系统性红斑狼疮、结缔组织病、强直性脊柱炎、系统性血管炎等风湿免疫疾病。现将安教授的治疗经验介绍如下。

一、病因病机

类风湿性关节炎是一种以慢性多关节炎症为主要表现的全身性自身免疫性疾病，主要侵犯关节滑膜，表现为晨僵、肿胀、疼痛，久则致多系统损害。该病属中医"痹证"的范畴，病机特点为本虚标实。本虚为气血阴阳脏腑亏损，标实为外受风寒湿之邪，内生痰浊、瘀血之患，形成虚实相兼、痰瘀互结、毒邪深伏的复杂病机。该病可造成身体多系统损害，包括骨骼、关节、血液、心、肺、肾等各个系统，病程长，致残率高，以"不死的癌症"著称。

目前西医对类风湿性关节炎尚无特别有效的治疗方法，且西药大多副作用较大，对患者的肝肾功能损伤较重。中医药凭借其独特的优势，不仅可以改善关节疼痛、肿胀，而且对久病所致的贫血、肺间质纤维化、心包炎、肾损害都能起到有效的控制作用。该病病机不同，在临床上表现出的证型不一，临床表现亦有所差异，但均与肝、脾、肾三脏亏损，风寒湿热等外邪杂至有关，病情有虚实夹杂、寒热错杂等特点。安教授选用独活寄生汤并根据患者个人体质辨证加减治疗类风湿性关节炎，取得了较为满意的临床效果。

二、辨证论治

安教授认为，脏腑气血亏虚是本病的根本原因，风寒湿热等外邪是外在诱因。正如《灵枢·五变》云："粗理而肉不坚者，善病痹。"《济生方》亦云："皆因体虚，腠理空疏，受风寒湿气而成痹也。"临床将痹证分为风寒湿痹和风湿热痹，风寒湿痹包括行痹、痛痹和着痹。风性善行数变，痹痛游走不定为行痹；寒性凝滞，使气血凝滞不通而成痛痹；湿性黏滞重着，使关节麻木、重着，痛有定处而为着痹；风寒湿痹日久不愈，郁而化热，致关节红肿疼痛为风湿热痹。痹证日久可致气血运行不畅，痰浊瘀血阻痹经络，还可致气血亏虚；痹证日久，复感于邪，病及脏腑，还可出现脏腑损伤。根据辨证分型采取不同的治疗原则，如祛风治疗上应辨证论治，尽量遵循个体化原则，以祛风除湿、通络止痛，兼补益气血、滋补肝肾之法治之。

【处方】独活寄生汤加减：独活、防风、秦艽、杜仲、牛膝、当归各12克，桑寄生30克，熟地、川芎各10克。湿重者，加萆薢10克、薏苡仁15克；热重者，加金银花、连翘、黄柏各10克；气滞血瘀者，加桃仁、川芎各10克；气血虚者，加黄芪、白术、党参各10克；发热者，加柴胡8克、石膏15克。

【用法】水煎，分3次服，每日1剂。

三、典型病案

刘某，间断周身关节疼痛10年。诊见：发热，双手关节疼痛，遇寒加重，得热痛减，晨僵，变形，乏力，食欲差，舌淡、苔薄白，脉弦紧。

【诊断】类风湿性关节炎。

【治法】祛风除湿，通络止痛。

【处方】独活、防风、秦艽、杜仲、牛膝、当归各12克，桑寄生25克，川芎、熟地各8克，制附子（先煎）5克，柴胡15克。

【用法】水煎，分3次服，每日1剂，连服1个月。

【疗效】服药期间避风寒，勿劳累。患者1个月后复诊，关节疼痛缓解，晨僵时间缩短，纳食可。上方去柴胡，加威灵仙、羌活各12克，继服1个月。此后每月随证加减，半年后病情得到有效控制。

北京名医治风湿性疾病经验

邓成珊，中国中医科学院西苑医院血液病科主任医师，硕士生导师，长期从事内科临床科研及教学工作。擅长治疗血液病、免疫系统疾病及内科杂病，尤其对各种贫血、白血病、血小板减少性紫癜、骨髓增生异常综合征、风湿及类风湿性关节炎、红斑狼疮等疾病有深入研究和独到见解。现将邓老治风湿性疾病的经验介绍如下。

一、病因病机

邓老认为，各种风湿性疾病虽然名称不同，但均与结缔组织及自身免疫有关，具有共同的病理基础。根据其临床特点，该类疾病的发生责之于素体气阴两虚，邪毒内侵，聚结于皮肤、关节、血脉及脏器等部位。邪毒聚结，血脉运行受阻，瘀血内生，毒瘀互阻，经络不通而成痹证。故其病性属虚实夹杂，虚为气阴不足，实乃毒瘀聚阻。病理基础包括虚、毒、瘀。

二、辨证论治

【处方】黄芪、生地各15克，金银花、玄参、当归、赤芍、紫草各10克，甘草6克。风热痹阻血分而致皮肤瘙痒，舌红、苔黄，脉浮数者，加防风、羌活、白鲜皮、苦参各10克；湿热痹阻，皮肤红肿溃烂，舌红、苔黄，脉滑数者，加黄柏、苍术各10克；湿邪较重，关节肿痛明显，舌淡、苔白，脉滑者，加钻地风10克、薏苡仁15克；病在上肢者加桑枝12克，病在下肢者加牛膝12克；气虚水湿不化，皮肤肿胀、肌无力，舌淡胖，脉细者，加防己10克，黄芪加至20克；偏热象，尿黄，舌红、苔黄，脉数者，加白茅根15克；偏寒象，形寒肢冷，舌淡、苔白，脉迟者，加桂枝10克；瘀毒聚集，皮下结节反复出现者，加莪术、夏枯草各10克；阳虚寒凝，皮肤变淡、变硬，手指怕冷、屈曲者，加桂枝、羌活各10克；阴虚热毒以肾脏损害明显，皮肤改变以红斑突出者，加女贞子12克、牡丹皮10克；口干咽燥、目赤干涩者，加沙参12克；风湿痹阻关节，关节肿痛、僵硬，甚则畸形者，加秦艽、老鹳草各12克。

【用法】 水煎，分3次服，每日1剂。

三、典型病案

郑某，女，63岁。多发性皮下结节3个多月。患者因"脊椎炎"腰痛，经西医治疗10天，痛止，但血沉增快，且多部位出现皮下结节，以右下肢为主，共9～10个，最大者似蚕豆，初起发红，深部压痛，伴有关节痛，晨起手胀，乏力，夜间口干。类风湿因子阳性。既往有类风湿性关节炎，曾治愈。诊见：舌红、苔薄黄腻，脉沉细。

【诊断】 痹证（气阴两虚、毒瘀互结）。

【治法】 益气养阴，解毒化瘀，散结蠲痹。

【处方】 生地、金银花各18克，黄芪、莪术、老鹳草、钻地风、秦艽各15克，玄参、赤芍、紫草、半枝莲、薏苡仁各12克，当归、甘草各10克。

【用法】 水煎，分3次服，每日1剂。

【疗效】 连服3周，下肢皮下结节变薄变小，无新起，血沉减慢，关节痛减，晨起手指关节略发硬，舌脉如上。原方去薏苡仁，加青风藤15克，连服3个月，皮下结节全部消失，关节痛去，手指不硬不胀，血沉降至正常值，类风湿因子转阴性，病情平稳。巩固治疗2个月，症状未再反复。

四、体会

风湿性疾病的病种范围甚为广泛，除传统的弥漫性结缔组织病外，还包括与骨关节有关的疾病。根据主要临床表现，本病属中医"痹证"的范畴，常见的共同临床表现主要为皮肤瘙痒、皮疹、红斑、发硬，甚则溃烂、皮下结节；关节酸痛、僵硬、活动不利，甚则关节畸形等，亦可伴有乏力、不规则发热等全身症状。益气养阴、解毒化瘀为治疗该类疾病的主要方法。邪毒易伤正伤阴，瘀血耗血耗阴，加之患者素体气阴不足，故益气养阴在该类疾病的治疗中尤其重要。益气可以扶正，扶正可以托毒外出；气为血帅，益气可以活血；血属阴，瘀血形成，则耗伤阴血，故养阴可以养血补血。除益气养阴外，另一重要治法为解毒化瘀。毒和瘀为疾病的主要病理因素，毒瘀互结于皮肤及关节，则出现皮肤及关节的局部症状，因此解毒化瘀成为该类疾病的基本治法。

浙江名中医治系统性红斑狼疮经验

温成平，教授，博士生导师，浙江省名中医，国家中医药管理局中医痹病学重点学科带头人。擅长治疗系统性红斑狼疮、类风湿性关节炎、痛风等风湿免疫病，积累了丰富的临证经验。现将温教授的治疗经验介绍如下。

一、病因病机

系统性红斑狼疮的临床症状纷繁复杂，可见局部皮肤红斑、皮疹或紫癜，口腔黏膜或鼻黏膜溃疡，对称性多关节发红疼痛、肿胀，全身症状以发热、疲乏为主。随着病变累及内脏，可出现肾、心、肺、血液、消化等各系统病变表现，临床特点符合中医"阴阳毒""日晒疮""温病发斑"等范畴。

温教授认为，系统性红斑狼疮的发生主要是由素体肾阴亏虚，致五脏精血生化乏源，复因外在毒邪侵袭，或因情志内伤、劳倦过度、饮食不节等致毒邪内生，瘀血阻络，皮肤受损，渐及关节、筋骨和脏腑。

二、辨证论治

1.急性期（热毒炽盛型）

【临床表现】发病急骤，口舌黏膜溃疡，高热面赤，烦渴引饮，汗出恶热，舌红，脉数。

【治法】清热解毒，散结消肿。

【处方】金银花20克，野菊花、蒲公英、紫花地丁、紫背天葵各15克，水牛角30克，生地24克，白芍12克，牡丹皮9克。

【用法】水煎，分3次服，每日1剂。

2.缓解期

（1）气阴两虚、肝肾阴虚型。

【临床表现】神疲乏力、心悸气短，动则加重，腰背酸痛，脱发，恶风怕冷，舌淡、苔白，脉细弱或细数等。

【治法】益气养阴。

【处方】党参、白术各9克，甘草6克，熟地15克，山茱萸、山药各12克，牡丹皮、泽泻、茯苓各10克。

【用法】水煎，分3次服，每日1剂。

（2）瘀血阻络型。

【临床表现】胸胁刺痛，烦热失眠，口干咽燥，腹胀食少，舌紫暗，脉弦细等。

【治法】补益肝肾，活血化瘀。

【处方】沙参、麦冬、红花、牛膝、当归各9克，生地、枸杞子各15克，桃仁12克，川楝子、川芎、桔梗各5克，赤芍、枳壳、甘草各6克，柴胡3克。

【用法】水煎，分3次服，每日1剂。

（3）脾肾阳虚型。

【临床表现】颜面及四肢浮肿，腰膝酸软，形寒肢冷，神疲倦怠，心悸尿少，舌体胖大，舌淡、苔薄白，脉沉细弱等。

【治法】温肾健脾，化气行水。

【处方】生地20克，山药、山茱萸各12克，泽泻、茯苓、牡丹皮各9克，桂枝、炮附子（先煎）各6克，黄芪、菟丝子各10克。

【用法】水煎，分3次服，每日1剂。

云南名中医治骨关节炎经验

彭江云，教授，吴氏扶阳学派第三代传人，云南省名中医，云南省中医医院风湿病科主任医师。从事临床工作多年，应用中医药治疗风湿病，经验丰富，效果显著。现将彭教授治骨关节炎的经验介绍如下。

一、病因病机

本病属中医"骨痹""肾痹"的范畴，多因年老体虚，筋脉失养，外感风寒湿热邪气，阻滞经络，经脉痹阻而发为本病。临床多表现为关节酸痛、肿胀、麻木、屈伸不利等，故发病机制为肝肾亏虚，筋骨失养，风寒湿热等邪毒痹阻筋脉。病性多属本虚标实，肝肾亏虚、气血不足为本，风寒湿热、痰浊、瘀血为标。

二、辨证论治

1.肝肾亏虚型

【临床表现】关节肿痛、屈伸不利，腰膝酸软，活动则病变关节弹响；或关节畸形，筋肉瘦削，畏寒喜卧，手足不温；或五心烦热，骨蒸潮热，自汗盗汗；舌淡或夹瘀点、苔白，脉弱。

【治法】补益肝肾，强筋健骨。

【处方】独活、桑寄生、骨碎补、淫羊藿、牛膝各12克，党参、秦艽、川芎、白芍、桂枝各10克，细辛2克，甘草5克。阳虚畏寒肢冷者，加附片（先煎）、干姜、肉桂各6克；阴虚潮热，手足心热，盗汗者，去淫羊藿、桂枝，加知母、黄柏各10克。

【用法】水煎，分3次服，每日1剂。

2.风寒湿痹型

【临床表现】关节酸痛、重着，局部肿胀，游走性疼痛；或局部畏寒，痛处固定，得温痛减，遇寒痛剧；舌淡、苔薄白，脉浮紧或弦缓。

【治法】散寒除湿，温经活络。

【处方】制附子（先煎）、黄芪、桂枝、防风、秦艽、海桐皮、独活、牛膝各10克，细辛3克，甘草5克。痛在上肢者，加桑枝、羌活各10

克；痛在下肢者，独活、牛膝加至15克；寒甚者，加干姜10克；湿甚者，加薏苡仁、茯苓、苍术各10克。

【用法】水煎，分3次服，每日1剂。

3.湿热阻络型

【临床表现】关节红肿热痛，活动不利，痛而拒按，发热，口干苦，或伴腰膝酸软，四肢倦怠，小便短赤，大便秘结，舌红、苔黄腻，脉滑数。

【治法】清热除湿，通络止痛。

【处方】黄柏、苍术、薏苡仁、牛膝、知母、忍冬藤、透骨草各10克，甘草5克。热盛者，黄柏、忍冬藤加至15克，加连翘、板蓝根各10克；患处有瘀斑者，加牡丹皮、生地各10克。

【用法】水煎，分3次服，每日1剂。

4.痰瘀互结型

【临床表现】关节刺痛，痛处固定；或疼痛较剧，入夜尤甚，肢体麻木，不可屈伸；或骨关节僵硬变形，患处可见瘀斑；舌紫暗或有瘀点，脉细涩。

【治法】活血祛瘀，化痰通络。

【处方】桃仁、红花、川芎、当归、五灵脂、地龙、陈皮、法半夏、茯苓各10克，甘草5克。

【用法】水煎，分3次服，每日1剂。

5.气血两虚型

【临床表现】关节酸沉、隐痛，四肢乏力、麻木，屈伸不利；或少气懒言，面色苍白，形寒肢冷，小便清长，大便稀溏，舌淡、苔薄白，脉沉细或弱。

【治法】益气养血，舒筋活络。

【处方】黄芪、党参、白术、陈皮、升麻、柴胡、桂枝、白芍各10克，细辛3克，甘草5克。

【用法】水煎，分3次服，每日1剂。

三、体会

彭教授总结多年临床经验，诊治骨关节炎尤重顾护卫气，认为先天禀赋不足、年老肝肾亏虚、劳逸过度等为骨关节炎发病的内在基础，外感风寒湿热等邪气为发病的外在因素，内外因素相互作用导致骨关节炎急性发作。发作期以邪实为主，故以祛邪通络止痛、治标为要；慢性期以肝脾肾亏虚为主，肝肾亏虚难以骤补，气血不足可得暂调，故以益气健脾、养血活络为主，提倡辨证论治，随症加减。

呼吸内科

山东名中医治慢性支气管炎经验

李鸿娟，山东省乐陵市中医院主任中医师，第三批全国老中医药专家学术经验继承工作指导老师。现将李老治早中期慢性支气管炎的经验介绍如下。

辨证论治

虽慢性支气管炎病情复杂，证型变化颇多，但李老认为，早中期的慢性支气管炎在临床上最常见的是以下2个证型。

1.痰热蕴肺型

急性发作期早期，未经失治误治，未见明显虚损表现者，多见此种证型。

【临床表现】咳嗽气喘，痰多、色黄、质黏稠，可伴有发热、恶寒、胸痛，无明显乏力、水肿等表现，舌红、苔黄厚腻或黄薄腻，脉滑或滑数。

【治法】清肺化痰。

【处方】瓜蒌、白茅根各15克，鱼腥草12克，浙贝母、陈皮各10克，法半夏8克，炒杏仁、茯苓、黄芩各6克。伴发热恶寒者，加柴胡10克；痰热内陷，上腹胀满，食欲不振者，去黄芩，加黄连6克。

【用法】水煎，分3次服，每日1剂。

【方解】黄芩、鱼腥草、白茅根清解肺热；炒杏仁、浙贝母、瓜蒌、陈皮、法半夏、茯苓相伍，专攻化痰。本方仅用清肺化痰法，无扰肺之升降而肺气自平，配伍虽简，但疗效可靠、快捷，尤其适用于西药治疗无效者。

【病案】巩某，男，56岁。有慢性支气管炎病史5年，每于受寒感冒后引发咳嗽、咳痰、胸闷气喘，缓解期无明显症状。6天前上症因感冒复发，咳嗽，咳大量黄黏痰，胸闷气喘。经输液治疗，疗效欠佳，舌红、苔黄厚腻，脉滑数。证属痰热蕴肺、肺失宣降，以上方加减治之，5剂而愈。

2.脾肾两虚，痰浊阻肺型

本型多见于久病体虚，遇感而发，或急性发作迁延日久不能缓解，正虚邪实者。

【临床表现】咳嗽气喘，稍动则剧；痰多，质黏稠，色白或黄，无力咳出，咳出后咳喘可暂减；伴口干舌燥，食少，腹胀，头晕，腰酸，困倦，舌红、苔少或苔厚燥，脉细数。

【治法】固肾纳气，健脾化痰。

【处方】熟地20克，麦冬15克，当归、黄芩各8克，陈皮、肉桂、姜半夏、茯苓、白术、炒杏仁各6克，炙甘草4克。

【用法】水煎，分3次服，每日1剂。

【方解】李老认为，肾气亏虚，水泛为痰；脾虚不运，湿聚生痰；痰蕴于肺而为咳喘。本方为金水六君煎加减而成，金水六君煎出自《景岳全书》，功效标本兼顾，上下并治，润燥同用。方中大剂熟地合麦冬，金水相生，大滋已亏之肾，以固下虚之本元；麦冬、黄芩清肺以除上盛之热；二陈汤合白术健脾化痰，执中而治上盛之痰；肉桂一方面能纳气平喘，合炒杏仁使气能清肃下行，另一方面可益元阳，合熟地阴阳双补，平复肾元，以治水泛；当归养血润燥，活血化瘀；甘草调和诸药。全方虽药味少，但组方周全，配伍精当，验之临床，多有良效。临床应用时一定要注意重用熟地，而化痰之剂常是熟地用量的五分之一至三分之一，疗效才好，不可本末倒置，更不可因有些患者食少、腹胀而惧熟地之滋腻。事实上，应用本方后无食少或食少加重者，随咳喘减轻，反而饮食渐增，腹胀等症消除。

【病案】张某，女，65岁。有慢性支气管炎病史30多年。此次急性发作后住院治疗，予抗菌消炎、解痉平喘等治疗20多日后仍咳嗽气喘，稍动即加剧；痰白、质黏、量较多，无力咳出；伴上腹胀满，食少乏力，精神怠倦；舌红、苔少，脉细数。证属脾肾两虚、痰浊阻肺，治宜补脾肾、化痰浊，以上方加减治疗，5剂而愈。

全国名老中医治支气管扩张经验

王书臣，教授，硕士生导师，第五批全国老中医药专家学术经验继承工作指导老师。从事呼吸系统疾病临床、科研和教学工作40多年，擅长运用中医药治疗呼吸系统疾病及内科疑难杂症。现将王老治支气管扩张的经验介绍如下。

一、病因病机

支气管扩张症以反复咳嗽、咳痰为主要表现，部分伴有咯血，火热为支气管扩张咯血的主要病机。王老认为，该病因实致虚，虚中有实，实中兼虚，阴阳两虚乃是病因所在。治疗时当标本兼顾，分期论治。

二、辨证论治

【处方】黄芪15克，沙参、金荞麦、马齿苋、冬瓜子、穿山龙、地龙、大蓟、小蓟各12克，地骨皮、浙贝母各10克，桔梗6克，前胡、紫菀、款冬花、仙鹤草各7克。热毒重而发热，舌深红、苔黄厚腻者，加马鞭草、鱼腥草、紫花地丁、虎杖、白花蛇舌草、蚤休、败酱草各6克，半枝莲、半边莲、黄芩、黄连各5克；长期反复发作者，加芦根20克；急性期加生地、玄参各12克，麦冬15克；急性期出现咯血或痰中带血者，大蓟、小蓟各加至20克；有少量咯血者，加黄芩炭8克、地榆炭10克、生地炭15克、桑白皮6克；出现气道痉挛，脉促，喘而汗出，痰黏难咳者，加葛根20克；肺肾两虚者，加仙茅、淫羊藿各10克。

【用法】水煎，分3次服，每日1剂。

三、典型病案

李某，女，58岁。间断咳嗽、咯脓痰30多年，加重1周。患者13岁时患肺炎，此后即出现反复咳嗽、咯脓痰，偶有低热及咯血。胸部CT可见双肺下叶多发囊状及柱状支气管扩张，每于受凉或感冒后出现咳嗽、咯脓痰，伴喘息气短，活动后加重，每年急性发作3次以上。诊见：咳嗽，咯黄脓痰及血痰，喘息气短，动则加重，喉间痰鸣有声，口干口渴，乏力，胃脘胀满，食后加重，大便偏干，小便正常，夜眠可，舌暗淡、边尖红、苔黄微腻，脉滑数。

【诊断】肺痈（痰热蕴肺，血热妄行，肺肾两虚，气阴不足）。

【治法】清热化痰，托毒排脓止咳，凉血止血，益气养阴。

【处方】黄芪30克，沙参、桑白皮、鱼腥草、金荞麦、马齿苋、冬瓜子、穿山龙、地龙、大蓟、小蓟各25克，地骨皮、浙贝母、生地炭、黄芩炭各20克，黄连10克，桔梗12克，前胡、紫菀、款冬花、仙鹤草各15克。

【用法】水煎，分3次服，每日1剂，共7剂。

【疗效】二诊：血痰止，咳嗽、口干减轻，咳痰减少，仍有喘鸣。上方去紫菀、款冬花、大蓟、小蓟、仙鹤草，加石韦、芦根各30克。7剂，服法同上。三诊：咯黄痰、喘息症状明显减轻，舌淡暗、苔白微腻，脉滑、双尺脉沉。二诊方加仙茅、淫羊藿各20克，黄芩炭及生地炭改为黄芩、生地。续服14剂，服法同上。随访半年来无急性加重情况。

四、体会

支气管扩张症属中医"咳嗽""肺痈""咳血"等的范畴。本例患者应用黄芩炭、大蓟、小蓟、仙鹤草、生地炭凉血止血；热毒贯穿于疾病始终，故同时伍用金荞麦、马齿苋、桑白皮、地骨皮、鱼腥草清热排脓消痈；该患者乃久病，气血不足且阴液暗耗，故重用黄芪为君，补气摄血的同时托毒排脓；沙参为臣，益气的同时兼顾养阴；再以地龙、穿山龙、紫菀、款冬花平喘解痉止咳改善症状，诸药合用，功效明显，故数剂即令血止，咳喘诸症减轻。

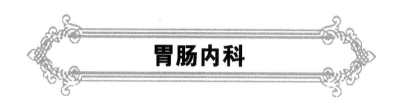

胃肠内科

河南名医治阴虚津亏肠燥型便秘经验

　　席作武，河南省中医院主任医师，教授，河南省名中医，全国中医肛肠学科名专家。临证20多年，经验丰富，在肛肠科常见疾病便秘，尤其是阴虚津亏肠燥型便秘的治疗方面有独到的见解。现将席教授的治疗经验介绍如下。

一、病因病机

　　便秘是指大肠传导失常，导致大便秘结，排便周期延长；或排便周期不长，但粪质干结，排出艰难；或粪质不硬，虽有便意，但便而不畅的病证。病性属虚，习惯性便秘是一种慢性病，久病必虚。证属津虚血少，肠道失润。总之，脾肾阴阳气血俱虚，阳虚则不能蒸化津液以濡润肠道，阴亏则肠道失荣而更加干枯，二者均可导致大便排出困难而秘结不通。便秘患者往往是燥热内蕴、津液亏虚，燥热与阴津不足互为因果。

二、辨证论治

　　【处方】玄参、麦冬、生地各15克，麻子仁、白芍、厚朴、陈皮、枳实、杏仁、郁李仁、松子仁、桃仁各10克，大黄、甘草各4克。兼有腹部痞满燥实坚，脉洪大有力者，加芒硝12克，大黄加至10克；汗出气短，便后乏力，面白神疲，肢倦懒言，舌淡、苔白，脉弱等气虚明显者，加黄芪20克、白术12克；面色无华，心悸气短，失眠多梦，口唇色淡，脉细等血虚明显者，加当归12克，熟地、枸杞子各10克；面色白，四肢不温，腹中冷痛、得热痛减，腰酸困，小便清长，舌淡、苔白，脉沉缓无力等阳虚明显者，加肉苁蓉、锁阳各12克，牛膝20克；大便干结，或欲便不得出，或便而不爽，腹中胀痛，舌苔薄腻，脉弦等气机郁滞明显者，加木香10克、槟榔9克、香附15克；大便艰涩，腹痛拘急，胀满拒按，舌苔白腻，脉紧等阴寒积滞明显者，加附子（先煎）6克、细辛3克；大便干结，腹胀腹痛，小便短赤，舌红、苔黄燥，脉滑数等胃肠积热明显者，大黄加至12克，厚朴加至20克，胀满轻者可去枳实，腹痛明显者白芍加至15克，腹胀明显者加枳壳10克；大便干结难解，面色少华，头晕心悸，舌淡，脉细无力等偏阴血虚者，加制何首乌、黑芝麻、枸杞子、肉苁蓉、牛膝各10克；失眠，目干涩者，加酸枣仁、夜交藤、石斛各12克；热重者，加蒲公英20克；胀痛拒按，舌暗红或有瘀斑，脉涩者，加丹参12克，乳香、没药各9克；嗳气、情志不畅，苔薄白或黄燥者，加柴胡9克、香附12克；食欲不振者，加炒神曲、炒山楂、炒麦芽各12克。

【用法】水煎，分3次服，每日1剂。

三、典型病案

蒋某，男，58岁。大便秘结10多年，5～6日一行。曾诊为习惯性便秘，屡服果导片、三黄片、番泻叶等通便泻下药物，可暂时收效，停药则便秘如故。患者平素情志不畅，夜多不寐，便秘后失眠更甚。诊见：大便5日未解，腹胀、时隐痛，欲便不能，口苦口干，五心烦热，夜寐少，舌淡红、苔少无津，脉弦细数。

【诊断】便秘（郁热伤阴，阴津亏虚，肠燥便秘）。

【治法】养阴清热，润肠行气通便。

【处方】白芍20克，生地、麦冬、麻子仁、柏子仁各15克，玄参、枳实、杏仁、郁李仁、松子仁、桃仁、厚朴、柴胡各12克，大黄10克，甘草6克。

【用法】水煎，分3次服，每日1剂。

【疗效】服药2剂后大便1次，腹胀痛减轻；服药4剂后又解大便1次，腹胀基本消失。续服12剂后痊愈，随访未复发。

四、体会

现代医学认为，中老年人随着年龄的增长容易出现便秘。中老年人的许多机体功能逐步退化，消化液分泌减少，小肠的吸收功能降低，对食物的消化吸收变慢，使食物在肠内停留过久，水分吸收过多而引起便秘；另外，老年人由于年老体衰，食量和体力活动减少，加之缺乏锻炼，腹部肌肉张力减退，故排便缺乏动力，胃肠蠕动减弱而致便秘。阴虚津亏肠燥型便秘，治以滋阴增液、润肠通便为法，席教授运用其经验方治疗，在临床上取得了良好的疗效。

辽宁名医治胃溃疡经验

肖景东，教授，辽宁名医，长期从事中医药临床、教学与科研工作。肖教授采用以清热解毒、消痈生肌为主的治法，将胃溃疡分三型辨证施治，收到较好的临床疗效。现将肖教授的治疗经验介绍如下。

一、病因病机

胃溃疡属中医学"胃痛"的范畴，是以上腹胃脘部近心窝处疼痛为主症的病证。胃溃疡的病因复杂，具有多样性，如外邪伤内、饮食伤胃、情绪不畅和脾胃虚弱等均可导致胃气郁滞于里，胃失和降，不通则痛。胃溃疡的病位在胃，与肝、脾等密切相关。根据胃溃疡发病的各个时期的临床表现，将其分为毒热蕴结、毒热伤正、正虚毒恋3个阶段。

二、辨证论治

1.毒热蕴结型

（1）临床表现。

嗳气反酸，胃中嘈杂，口干口苦。

（2）典型病案。

王某，男，45岁。无明显诱因下出现胃部不适3周。口服泮托拉唑等西药后症状缓解不明显。诊见：胃脘灼痛，反酸，嗳气，口苦，食欲差，睡眠可，大便干结，舌红、苔黄腻，脉弦数。既往无高血压病、冠心病等病史。查体腹部平软，未触及异常包块，无压痛。胃镜检查提示溃疡直径1.1厘米。

【西医诊断】胃溃疡。

【中医诊断】胃痛（毒热蕴结）。

【治法】毒邪蕴结日久化热，邪气结聚成内痈，治以清热凉血、解毒消痈。

【处方】黄连、苦参、野菊花、海螵蛸各6克，金银花、紫苏梗、甘草各10克，黄芪12克，莲子心、白及各8克，三七粉（冲服）3克。

【用法】水煎，分3次服，每日1剂。

【疗效】服药2周后胃部灼热、反酸、嗳气等症状明显好转，治疗5周后行胃镜检查提示溃疡愈合。

2.毒热伤正型

（1）临床表现。

吐血、呕血、便血等，伴恶寒发热，舌红、苔黄，脉数。

（2）典型病案。

陆某，男，56岁。胃脘灼痛反复发作1年，加重5周。口服西药后症状缓解。诊见：胃脘部灼热胀痛，嗳气频作，乏力，进食后上述症状加重，面色暗红，大便溏，偶有血便，食欲差，眠差，舌红嫩、苔黄腻，脉数。既往无高血压病、冠心病等病史。查体腹部平软，未触及异常包块，无压痛。胃镜检查提示溃疡直径0.7厘米。

【西医诊断】胃溃疡。

【中医诊断】胃痛（毒热伤正）。

【治法】清热消痈，健脾和胃。

【处方】黄连6克，党参12克，黄芩、法半夏、大枣、海螵蛸、白及、石菖蒲各10克，甘草、生姜各8克，三七粉（冲服）3克。

【用法】水煎，分3次服，每日1剂。

【疗效】服药4周后症状较前明显缓解，治疗7周后行胃镜检查提示溃疡愈合。

3.正虚毒恋型

（1）临床表现。

精神不振，身体消瘦，病程缠绵难愈，舌淡、苔白，脉细弱。

（2）典型病案。

黄某，男，70岁。胃脘灼痛反复发作3年，再发2周。诊见：胃脘灼痛，偶伴胀痛，痛及两肋，乏力，面色白，食欲可，睡眠差，便溏，舌红少津，脉弦滑。既往无高血压病、冠心病等病史。查体腹部平软，未触及异常包块，无压痛。胃镜检查提示溃疡直径0.7厘米。

【西医诊断】胃溃疡。

【中医诊断】胃痛（正虚毒恋）。

【治法】清热解毒，益气养血，健脾和胃。

【处方】黄连、炙甘草各5克，白术、黄芪、钩藤各15克，蒲公英、泽泻、麦芽、白及各10克，茯苓、白蔹、神曲各12克，三七粉（冲服）3克。

【用法】水煎，分3次服，每日1剂。

【疗效】服药4周，症状较前明显好转，治疗6周后行胃镜检查提示溃疡基本愈合。

浙江名医治胆汁反流性胃炎经验

钟坚，主任医师，浙江省名中医，第三、第四批全国老中医药专家学术经验继承工作指导老师，浙江中医药大学兼职教授。从事中医临床及教学工作数十年，学识渊博，治学严谨。现将钟老治胆汁反流性胃炎的经验介绍如下。

一、病因病机

钟老认为，胆汁反流性胃炎病在胃、因在胆、源在肝。受情志失调、饮食不节和胃、胆切除手术等因素影响，肝失疏泄之职，脾失健运之能，胃失和降之性，胆汁不能随胃气下降，反上逆于胃刺激胃黏膜，破坏胃黏膜屏障，导致炎症的发生，产生胃脘部堵闷、疼痛和嗳气、口苦、恶心，甚至呕吐胆汁，有的可伴泛酸、胃部灼痛、胃部轻度压痛等症状，经胃镜检查即可确诊。患者易发热，久则耗气伤阴，虚实夹杂而迁延难愈。钟老根据长期的临床实践，将胆汁反流性胃炎分为五型进行治疗。

二、辨证论治

1.肝气犯胃型

【临床表现】胃脘胀疼，痛窜胁背，嗳气痛轻，恼怒痛重，食欲不振，呕吐苦水，胸脘痞满，善太息，大便不爽，舌红、苔薄，脉弦。

【治法】疏肝理气，和胃降逆。

【处方】炒白芍15克，当归、木香、制香附、炒枳壳、川楝子、延胡索、姜半夏各10克，柴胡、陈皮、炙甘草各6克。

【用法】水煎，分3次服，每日1剂。

2.脾胃虚寒型

【临床表现】胃痛绵绵，喜温喜按，得食痛减，倦怠乏力，呕吐苦水，口淡多涎，大便溏泻，舌淡、苔白，脉沉细弦。

【治法】益气健脾，温中止痛。

【处方】党参、炙黄芪各20克，山药、白芍各15克，茯苓12克，炒白术、木香、香附、枳壳、延胡索各10克，干姜、桂枝、炙甘草各6克。

【用法】水煎，分3次服，每日1剂。

3.气滞湿阻型

【临床表现】呕吐苦水，脘腹闷痛，嗳气反酸，食少乏力，舌苔黄腻，脉濡。

【治法】行气导滞，健脾化湿。

【处方】海螵蛸（先煎）、煅瓦楞子（先煎）各15克，茯苓、神曲、炒谷芽、炒麦芽各12克，木香、香附、枳实、厚朴、苍术、姜半夏各6克，制大黄3克。

【用法】水煎，分3次服，每日1剂。

4.胃阴亏虚型

【临床表现】胃脘部隐隐灼痛，嘈杂似饥，但不欲食，或伴有嗳气，口干而苦，舌红少津，脉细数。

【治法】养阴生津，清胃降逆。

【处方】太子参20克，生地、玄参、海螵蛸（先煎）、煅瓦楞子（先煎）各15克，黄精12克，麦冬、枸杞子、玉竹、天花粉、白芷、佛手各10克，炙甘草6克。

【用法】水煎，分3次服，每日1剂。

5.胃络瘀阻型

【临床表现】胃痛经久，痛处固定不移，或痛如针刺、夜间为甚，按之痛甚，舌暗、紫或有瘀斑，脉涩。

【治法】化瘀通络，行气止痛。

【处方】丹参12克，当归、延胡索、郁金、川楝子各10克，檀香、砂仁（后下）、五灵脂、蒲黄（包煎）、香附、木香、九香虫各6克。

【用法】水煎，分3次服，每日1剂。

江苏名医治溃疡性结肠炎经验

沈洪，主任医师，教授，博士生导师。从事临床、科研工作20余载，擅长脾胃病的辨治，学识和经验丰富。现将沈老治疗溃疡性结肠炎的经验介绍如下。

一、病因病机

溃疡性结肠炎是一种病因尚不清楚的直肠和结肠慢性非特异性炎症性疾病，属中医"肠澼"的范畴，病位在大肠，以脾肾亏虚为本，湿热为标。脾肾本虚，邪滞肠道，气血不调，传化失司，肠络受损，血败肉腐为本病主要病机。本虚标实，寒热错杂则是本病的发病特点。

二、辨证论治

1.湿热内蕴型

【临床表现】腹痛，下痢脓血，肛门灼热，泻而不爽，舌红、苔黄腻，脉滑数。

【**处方**】白头翁15克，炙甘草12克，黄柏、黄连、黄芩、槟榔、当归、木香各6克，大黄3克。

【**用法**】水煎，分3次服，每日1剂。

2.脾肾阳虚型

【**临床表现**】晨起腹泻、腹痛、肠鸣，便急，泻后则安，形寒肢冷，腰膝酸软，舌淡、苔白，脉沉细。

【**处方**】党参12克，白术、肉豆蔻、补骨脂、诃子、白芍、当归各7克，甘草、炮姜、木香各5克，肉桂、五味子、吴茱萸各3克，大枣10枚。

【**用法**】水煎，分3次服，每日1剂。

3.脾虚湿盛型

【**临床表现**】大便时溏时泻，水谷不化兼有黏液，稍进油腻之物则大便次数增多，面色萎黄，肢倦乏力，舌淡、苔白，脉细弱。

【**处方**】茯苓、白术、山药各15克，党参、扁豆、陈皮、炮姜各10克，木香、砂仁各6克。

【**用法**】水煎，分3次服，每日1剂。

4.肝郁脾虚型

【**临床表现**】腹痛即泻，泻后痛减，常因抑郁恼怒、情绪紧张或激动而发作，大便夹脓血，胸胁胀满，烦躁易怒，嗳气食少，肠鸣腹胀，头痛时作，舌淡红，脉弦细。

【**处方**】山药、薏苡仁各15克，茯苓12克，防风、白术、白芍、陈皮各9克，柴胡、煨姜、甘草各6克，白及粉3克。

【**用法**】水煎，分3次服，每日1剂。

三、典型病案

徐某，女，33岁。黏液脓血便间断发作8个多月，加重3天。患者在外院行肠镜检查，提示溃疡性结肠炎、直乙状结肠炎。曾行地塞米松灌肠、柳氮磺吡啶口服等治疗，疗效不佳。诊见：大便夹有脓血，日行3～5次，腹部隐痛，以左下腹为主，舌红、苔薄黄腻，脉弦滑。

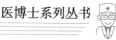
【诊断】肠澼（湿热蕴肠，络脉受损）。

【治法】清肠化湿，凉血和血。

【处方】炒谷芽、炒麦芽各20克，白芍、地榆、茜草、仙鹤草、紫草、马齿苋各15克，黄芩、白及各10克，木香6克，黄连、炙甘草各3克。

【用法】水煎，分3次服，每日1剂。同时继续服用柳氮磺吡啶。

【疗效】用药2周后复诊，患者仍有脘腹隐痛，大便夹有鲜血，日行3～4次，舌红、苔薄黄，右关脉细弱，左脉细弦，此乃肠道湿热未清，兼有脾虚之象，治以健脾清肠，于原方中加入健脾之品以扶正祛邪。处方：仙鹤草20克，黄芪、炒白芍、茜草、地榆各15克，炒枳壳、牡丹皮、白及各10克，木香6克，炙甘草3克，黄连2克。患者2周后复诊，大便成形，日行1～2次，无脓血，时有腹胀，舌红、苔薄黄，脉细弦，上方去黄连继服，以善其后。

山东名医治消化性溃疡经验

祝德军，教授，硕士生导师，山东省中医带徒名师之一。出身中医世家，从医40多年，学贯中西，在消化性溃疡的治疗方面积累了丰富的经验。现将祝教授的治疗经验介绍如下。

一、病因病机

祝教授认为，气滞影响胃的通降，是形成消化性溃疡的关键，气滞日久，可致湿阻、血瘀，并总结出分三期辨治的方法。

二、辨证论治

1.气滞期

【临床表现】胃脘胀痛，连及两胁或胃痛彻背，嗳气吞酸，口苦泛恶，太息善怒，食少，大便不爽，每因情志不遂而加重，舌苔薄白，脉弦。

【治法】疏肝理气，和胃止痛。

【处方】柴胡、陈皮各10克，白芍15克，香附、延胡索、炒枳实、制没药各12克，木香、甘草各10克。肝气郁久化火，症见胃脘灼热而痛，口干喜冷饮，烦躁易怒，腹胀便秘，舌红、苔黄，脉弦数者，加黄芩、炒山栀子各10克，酒大黄5克，以清泄肝胃郁火；胃脘嘈杂，似饥非饥，似辣非辣，似痛非痛，心中懊恼，口苦吞酸，舌红、苔薄黄，脉弦者，加黄连5克、吴茱萸3克、炒山栀子10克、煅瓦楞子20克，以清肝制酸；贪食厚味而食滞不化，症见脘腹胀满而痛，恶心厌食、进食后加重，嗳腐吞酸，矢气频作，大便不爽，舌苔厚腻，脉滑者，加炒神曲、炒山楂、炒麦芽、莱菔子、鸡内金各10克，以消食导滞；肝郁日久，化火伤阴，症见胃脘隐隐灼痛，嘈杂吞酸，口干思饮，饥不欲食，大便干少，舌红、苔少，脉细数者，加生地、沙参、麦冬、石斛各10克，以清肝养胃、滋阴生津。

【用法】水煎，分3次服，每日1剂。

2.湿阻期

（1）脾胃虚弱，寒湿中阻。

【临床表现】胃脘隐痛，喜温喜按，得食痛减，肢冷便溏，倦怠乏力，泛吐清水，舌淡、苔白，脉沉迟或弦细。

【治法】温中健脾，和胃止痛。

【处方】炙黄芪、白芍各20克，桂枝、炙甘草、香附、白术、高良姜各10克，陈皮9克，茯苓12克，砂仁5克，生姜3片，大枣4枚。泛吐清水较多者，可加干姜6克、姜半夏10克，以温胃化饮；泛酸者，加吴茱萸3克、煅瓦楞子20克、海螵蛸10克，以暖肝温胃制酸；寒盛而痛甚者，加川椒5克、乌药10克，以增加温中行气止痛之效；食积者，加炒神曲、炒山楂、炒麦芽、鸡内金各10克，以消食导滞；痛止而脾虚未复者，可服香砂六君子丸调理脾胃以善后。

【用法】水煎，分3次服，每日1剂。

（2）脾胃郁热，湿热中阻。

【临床表现】胃脘灼热疼痛，口苦黏腻，呕吐吞酸，心烦厌食，大便偏干或黏腻不爽，小便黄赤，舌红、苔黄腻，脉滑数。

【治法】清热燥湿，和胃止痛。

【处方】厚朴、陈皮、炒山栀子、白豆蔻、藿香各9克，茯苓、佩兰各

15克，炒枳实、竹茹、法半夏各12克，龙胆草、甘草各5克，苍术4克，白芍18克，蒲公英30克。

【用法】水煎，分3次服，每日1剂。

3.血瘀期

（1）实证。

【临床表现】胃脘痛，痛如锥刺，痛处固定、拒按，夜间痛剧，甚则吐血或解黑便，舌紫暗或有瘀斑，脉弦细。

【治法】活血通络，理气和胃。

【处方】丹参30克，檀香1克，砂仁（后下）、制乳香、花椒、甘草各6克，蒲黄、五灵脂、制没药、枳实、香附各12克，延胡索15克。胃痛喜暖而恶寒者，加干姜、桂枝各6克，以温中散寒；心烦喜呕，口渴喜冷饮，便秘尿黄，舌红、苔黄者，为郁热化火，灼营致瘀，可加酒大黄5克，赤芍10克，黄连、竹茹各6克，以清火降逆、活血凉营；瘀久阻络，络脉损伤，呕血，解黑便，舌暗或紫，脉涩者，加地榆炭、三七粉（冲服）各6克，郁金10克，以活血通络、凉血止血。

【用法】水煎，分3次服，每日1剂。

（2）虚证。

【临床表现】脾阳不足，中焦虚寒，脾不统血，气不摄血，血不循经而致血瘀者，症见大便下血、色黑如漆，或呕血色暗，四肢不温，面色萎黄，舌淡、苔白，脉沉细。

【治法】温阳健脾，养血止血。

【处方】黄芪、党参各15克，白术、炒山药各10克，炮附子（先煎）、炮干姜各5克，生地炭、当归炭、白及粉（冲服）各6克。

【用法】水煎，分3次服，每日1剂。

河南名医治肠易激综合征经验

李郑生，河南中医药大学第三附属医院主任中医师，教授，河南省名中医。出身中医世家，从事中医内科工作30多年，擅长治疗内科疑难杂症，在脾、胃、肝胆疾病的治疗方面积累了丰富的临床经验。现将李教授的治疗经验介绍如下。

一、病因病机

李教授认为，本病的病机关键为脾虚湿盛、脾虚肝郁或脾肾阳虚，均由脾虚转化而来。素体脾胃虚弱之人，复因情志不畅、肝失疏泄，肝横逆乘脾，则脾更虚，不能运化水谷精微，清浊不分，升降失司，精微与糟粕并走大肠，混杂而下，则发泄泻，临床上常见每遇恼怒或精神紧张即发之泄泻。另外，素体脾肾阳虚之人，温化水谷力弱，致水湿内停，阻滞中焦气机，腑气通降失常，肠失传导则便秘，肠失固摄则泄泻。因此，本病病位在肠，且与肝、脾、肾三脏密切相关。李教授多从脾虚肝郁、脾肾阳虚两方面对本病进行辨证治疗。

二、辨证论治

1.脾虚肝郁型

【临床表现】病情发作常与情志有关，肠鸣腹痛，便前腹痛，便后缓解，舌淡红、苔薄白，脉弦。

【治法】健脾柔肝，化湿止泻。

【处方】党参、炒白扁豆各12克，砂仁（后下）、炒白芍、陈皮、白术各10克，茯苓15克，薏苡仁30克，防风5克，甘草3克，生姜3片，大枣5枚。

【用法】水煎，分3次服，每日1剂。

2.脾肾阳虚型

【临床表现】有慢性腹泻史，形体消瘦，面色萎黄，大便次数增多，受凉或进食生冷、不易消化食物即加重，甚或完谷不化，或伴有黎明前腹痛泄泻、泻后则安等"五更泻"特征，腹胀纳差，身倦乏力，舌淡、苔白腻，舌体胖大、边有齿痕，脉濡缓。

【治法】健脾补肾，渗湿止泻。

【处方】党参、炒白扁豆、诃子各12克，白术、砂仁（后下）、补骨脂、煨肉豆蔻各10克，茯苓15克，薏苡仁30克，吴茱萸、甘草各3克，生姜

3片，大枣2枚。大便久泻不止且次数增多者，加赤石脂24克、芡实15克；舌苔厚腻、湿重者，加法半夏、藿香、佩兰各10克，泽泻9克；食少明显、食欲不振者，加炒山楂、炒神曲、炒麦芽各12克；偏脾胃虚寒者，加桂枝6克；肛门有下坠感者，加黄芪15克、柴胡6克、升麻8克；偏气滞腹胀明显者，加厚朴、枳壳各10克，木香6克；肝郁明显者，加柴胡6克，郁金、乌药、香附各10克。

【用法】水煎，分3次服，每日1剂。

三、典型病案

李某，女，60岁。大便不成形2年余，加重伴腹痛半年。诊见：大便不成形，肠鸣活跃，泻前腹痛，泻后痛缓，每遇情志不畅、稍生气即腹泻，发作时大便每日4～5次，质稀、无黏液脓血，舌淡红、苔薄白、脉弦稍缓。大便常规未见明显异常。半年前肠镜检查提示肠道黏膜光滑，局部轻度充血、水肿，考虑为肠易激综合征。

【西医诊断】肠易激综合征。

【中医诊断】泄泻（脾虚肝郁）。

【治法】健脾柔肝，化湿止泻。

【处方】党参、茯苓、炒白扁豆、芡实各15克，白术、陈皮、砂仁（后下）、厚朴、枳壳、郁金、乌药、炒白芍、诃子各10克，山药20克，木香6克，甘草3克，生姜3片，大枣5枚。

【用法】水煎，分3次温服，共1剂。

【疗效】服药当日，患者腹泻明显减轻，次日复诊，上方党参改为10克，山药改为炒山药，木香改为3克，砂仁（后下）、枳壳改为8克。水煎，分早晚2次温服，每2日1剂，共3剂。三诊：患者腹泻明显缓解，继续随证加减治疗3个月后改隔日服药，逐渐减量到停药观察，痊愈后未复发。

广东名中医治泄泻经验

潘金辉，主任医师，教授，广东省名中医。从事中医临床与教学工作40多年，学识和经验丰富，临床擅长治疗内科、外科、妇科、儿科等各科疾病，对消化系统疾病的诊治尤有心得。现将潘教授治泄泻的经验介绍如下。

一、病因病机

潘教授认为，泄泻的病因主要在湿邪，而湿邪则有外湿与内湿之分，外湿主要源于岭南沿海气候长期对身体的影响以及当地居民多喜食肥甘厚味的饮食习惯；内湿的形成则因脾胃虚弱，升降失常，运化无权。

二、辨证论治

【临床表现】大便溏泻，完谷不化，食少，食后脘闷不舒，食油腻之物泄泻加重，神疲乏力，畏寒肢冷，舌淡、苔白，脉细弱。辨证属脾虚湿困型。

【治法】健脾化湿，升清降浊，温肾暖脾。

【处方】党参、茯苓、白术各12克，藿香、白豆蔻、砂仁（后下）、苍术、厚朴、泽泻、车前子、薏苡仁各10克，防风、葛根、黄芪、柴胡各7克，炮姜、煨肉豆蔻、肉桂各5克。

【用法】水煎，分3次服，每日1剂。

三、典型病案

吴某，女，41岁。因反复腹泻3年余就诊。患者自诉3年前因进食冰冻食品后出现腹泻，每日3～4次，曾于多家医院就诊，查电子结肠镜提示慢性结肠炎，服用中药和西药治疗后虽有好转，但时常反复发作。诊见：大便稀溏，夹有食物残渣及黏液，进食生冷即腹泻加重，伴有腹冷痛，便时伴肛门下坠感和不尽感，畏寒，畏生冷，夏天轻冬天重，口不干、不苦，食少，舌淡、苔白厚，脉沉细。

【诊断】泄泻（脾肾阳虚，寒湿困脾）。

【治法】温肾升阳，运脾消食。

【处方】白芍、茯苓各15克，宣木瓜、白术各12克，藿香、皂角刺、神曲、炒山楂、防风各10克，炮姜、煨肉豆蔻、木香各6克，肉桂3克，甘草5克。

【用法】水煎，分2次服，每日1剂，共4剂。

【疗效】二诊：症状减轻，大便形质尚可，偏溏，每日1～2次，黏液减少，肛门下坠感稍减，食欲增进，舌淡、苔白，脉沉细。在上方基础上改木香为8克，继服4剂。三诊：大便形质尚可，每日1～2次，无明显黏液，肛门下坠感较前明显减轻，食欲可，舌淡、苔薄白，脉细。二诊方去皂角刺，加党参20克，继服7剂。后随访泄泻已愈。

四、体会

潘教授指出，本病病本在脾，病根在肾。脾居中焦，体阴用阳，喜燥恶湿，主运化和升清。若饮食失节，起居失时，导致脾胃受伤，脾失健运，小肠无力分清泌浊，大肠则传导失司，水反为湿，谷反为滞，升降失常，清浊不分，污合而下，遂成泄泻。肾寄元阴元阳，为胃之关，开窍于二阴，职司二便开合，主管人体水液，为先天之本，生理上，肾中精气有赖于脾胃运化之水谷精微的培育和充养，才能不断充盈和成熟，而脾胃运化水谷精微则必须借助肾阳的温煦。故潘教授认为，肾阳不足，命门火衰，无力蒸腾水液则气化失职，无以暖脾助运则水谷不化，致阴寒内盛，湿浊下注乃泄泻形成的病根。且泄泻日久，精微不生，肾精失充，肾阳更虚，遂成恶性循环，导致泄泻经久难愈。

泄泻的主要病因在湿，而针对湿邪，应灵活结合"健脾"和"运脾"之法治之。临床辨证以脾虚为主，健运失常，湿邪内生致泻者，当健脾以化湿，用药如党参、茯苓、白术等；辨证属湿邪困脾，气化受阻，清浊不分致泻者，当运脾以燥湿，用药如藿香、白豆蔻、砂仁（后下）、苍术、厚朴等芳香之品。潘教授指出，泄泻乃清浊不分所致，故临证治泻当升清降浊。降浊之法，世医皆知，即淡渗利湿。药物常选泽泻、车前子、薏苡仁等；至于升清之法，乃取李杲"下者举之，得阳气升腾而去矣"之意，即"寒湿之胜，助风以平之"，药物常选防风、葛根、黄芪、柴胡、藿香等祛风胜湿、生发阳气之品。脾肾亏虚是泄泻病机之根本，故临证当脾肾同调，暖脾温肾。暖脾，潘教授喜用炮姜和煨肉豆蔻，其中炮姜守而不走，可燥脾胃之寒湿；肉豆蔻味辛，性温，归脾、胃、大肠经，暖脾胃，固大肠。温肾之品，潘教授常选肉桂，肉桂味辛、甘，性大热，补命门相火之不足而发挥温肾暖脾之功效。

全国名老中医治胃食管反流病经验

高体三（1920—2011年），主任医师，原为河南中医学院（现河南中医药大学）教授，国家级名老中医，从医60多载，崇尚内经、难经、伤寒之学，医理渊博，经验独特，临证擅用经方治疗内科疑难杂证。现将高老治疗胃食管反流病经验介绍如下。

一、病因病机

胃食管反流病是指胃十二指肠内容物反流入食管引起的烧心等症状，可引起反流性食管炎，以及咽喉、气道等食管邻近的组织损害。本病是临床常见病、多发病，且患病人数有不断增多的趋势。高老根据本病的发病特点，结合临床实践经验，提出本病多为肝胃不和、肝脾肾功能失调所致，治疗上注重调和肝胃、温补脾肾、兼顾肝阴，效果显著。

二、辨证论治

【处方】白芍20克，柴胡12克，煅龙骨（先煎）、煅牡蛎（先煎）各15克，黄芩、桂枝、干姜、鳖甲（先煎）、炙甘草各10克，制附子3克，生姜3片，大枣4枚。烧心、泛酸不明显者，将煅龙骨、煅牡蛎改为生龙骨、生牡蛎；食欲差者，加炒山楂、炒神曲、炒麦芽各10克；脾虚明显、便溏、气短乏力者，加党参、白术各10克；腹胀者，加陈皮、炒枳壳各10克；胸闷者，加茯苓、杏仁各10克；胸骨后灼热疼痛者，加山栀子、淡豆豉各10克；咽部不适者，加紫苏叶、厚朴、茯苓各10克；咳嗽者，加五味子6克；哮喘发作者，先控制哮喘，再应用本方；行胃镜检查，发现食管或胃中有明显糜烂面者，加阿胶（烊化）3克，生地炭、炒白术各15克。

【用法】水煎，分3次服，每日1剂。

三、典型病案

刘某，男，42岁。泛酸、烧心4年。患者4年前无明显原因出现泛酸、烧心，曾在多家医院治疗，1年前在当地医院行胃镜检查提示反流性食管炎，间断服用奥美拉唑等药物治疗，效果欠佳。1天前至某省级医院再次行胃镜检查，提示反流性食管炎、慢性浅表性胃炎伴糜烂。医生建议应用抑酸药物治疗，患者不愿再用西药，故来高老处求治。诊见：泛酸、烧心，以夜间明显，伴胸骨后闷痛，阵发性胃脘部隐痛，食欲尚可，无腹胀、嗳气，眠可，二便调。舌淡、苔稍白腻，脉弦细沉。

【诊断】泛酸（肝、脾、肾功能失调，肝胃不和）。

【处方】白芍、煅龙骨（先煎）、煅牡蛎（先煎）各20克，柴胡、生地炭各12克，黄芩、桂枝、干姜、炒白术、炙甘草各10克，制附子6克，阿胶珠（烊化）2克，生姜3片，大枣4枚。

【用法】水煎，分3次服，每日1剂，共7剂。

【疗效】二诊，患者泛酸、烧心发作次数明显减少，胸骨后闷痛减轻，阵发性胃脘部隐痛已消失，其余症状不明显，舌淡、苔薄白，脉沉细。上方将煅龙骨、煅牡蛎改为生龙骨、生牡蛎各20克，继服7剂，服法同前。后以二诊方加减共服药35剂，症状消失，复查胃镜未见明显异常。1年后随访，患者泛酸、烧心等症状未再复发。

四、体会

本案患者泛酸、烧心症状明显，倘单从肝胃不和论治也能取效于一时，但恐终会反复发作。高老从肝、脾、肾出发，在调和肝胃之时加入温补脾肾、兼顾肝阴之品，使水暖、土和、木达，而疾病痊愈。

本方为《伤寒论》中的柴胡桂枝汤化裁而来，柴胡桂枝汤本为治疗太阳与少阳合病的方子，高老拓展其用途，增大芍药的剂量，用柴胡、黄芩、桂枝、白芍、甘草、生姜、大枣七药疏调木土之郁；其中柴胡、黄芩一透一清善治胆，桂枝、白芍一疏一柔善调肝，如此四药刚柔相配、动静结合、不温不火，正好符合肝胆之生理特性。在此七药基础上，加干姜意在加强健脾温中之力。又加鳖甲散结导滞，煅龙骨、煅牡蛎敛酸，此三药相合有潜镇之意，以防治胃气上逆，是在治疗"胃不和"。并且白芍与鳖甲相配，又有滋补肝阴之意，更加制附子以温肾阳，并能"益火补土"。需要指出的是，高老临证，附子一般仅用3克或6克，是取"少火生气"之意。此方配伍严谨，是高老"水暖土和木达"学术思想的代表方。

河北名医治呃逆经验

王敏淑，主任中医师，第三批全国老中医药专家学术经验继承工作指导老师。王老坚持理论与实践相结合，形成了独特的辨证用药思路，注重中西医结合，拟定了许多常用效验方，擅长治疗急慢性胃炎、失眠、汗证、带状疱疹、糖尿病及其并发症等疑难杂症。现将王老治呃逆的临床经验介绍如下。

一、病因病机

呃逆是指以喉间呃呃连声，声短而频，令人不能自制为主要表现的病症，包括临床中如胃肠神经官能症、胃炎、胃扩张及其他原因（如尿毒症等）所引起的呃逆。《黄帝内经》认为呃逆发生的病机为胃气上逆，病及肺胃。

二、辨证论治

【治法】理气和胃，降逆止呃。

【处方】煅瓦楞子、白茅根各15克，海螵蛸、莱菔子各12克，代赭石、茯苓、黄芪各20克，旋覆花（包煎）、柿蒂、紫苏子、紫苏梗、竹茹、厚朴各10克，白豆蔻5克，丁香3克，三七粉（冲服）、白及粉（冲服）各2克。

【用法】水煎，分3次服，每日1剂。

三、典型病案

吴某，男，76岁。主诉"呃逆、嗳气吐酸、呕吐半月"。患者形体消瘦，语声低微，呃逆不止，难食失眠，常拍胸以舒，怨天怨地，面色无华，舌苔白腐，脉弦滑数，无其他病史。

【诊断】呃逆（肝胃不和，气机郁滞）。

【治法】疏肝和胃，降逆止呃。

【处方】煅瓦楞子、白茅根各15克，海螵蛸、莱菔子各12克，代赭石、茯苓、党参、黄芪各20克，旋覆花（包煎）、柿蒂、紫苏子、紫苏梗、竹茹、法半夏、香橼、佛手、厚朴各10克，白豆蔻5克，丁香3克，三七粉（冲服）、白及粉（冲服）各2克。

【用法】水煎，分3次服，每日1剂。

【疗效】3日后复诊，患者诉服药1剂后呃逆即止，服药3剂后诸症皆减，嘱患者继服5剂以巩固疗效。5日后患者家属来电，诉患者食欲渐好，嘱其预防感冒，戒烟酒，改变饮食习惯。

四、体会

本方治法为"理气和胃，降逆止呕"。方中煅瓦楞子味咸，性平，消痰化瘀、散结软坚，并可制酸止痛，煅瓦楞子中所含的碳酸钙能中和胃酸，减轻胃溃疡之痛苦，王老首投此药，足见煅瓦楞子在方中的地位；海螵蛸味咸、涩，性微温，归肝、肾经，具有收敛止血、制酸敛疮之功，对胃酸过多、溃疡亦有较好的治疗作用；旋覆花有镇咳、祛痰的作用；代赭石味苦，为重镇降逆要药，主降胃气，亦降肺气；法半夏味苦、辛，性温，归脾、胃、肺经，燥湿化痰，温化寒痰，长于燥湿且温性较弱，辛开散结，降逆和胃，为止呕要药；茯苓味甘淡，性平，健脾渗湿，因呃逆日久，气机逆乱，津液壅而成痰，王老既去匪势，又安政治；丁香温中散寒、降逆止呕，辛温芳香，暖脾胃而行气滞，为治胃寒呕逆之要药，现代研究表明，丁香能促进胃液分泌，增强消化力，减轻恶心呕吐；柿蒂苦涩，降气止呕，丁香配柿蒂可用于胃寒呕逆、胸满脘胀之症；王老投紫苏子、莱菔子二味，取法于《杂病广要》之三子养亲汤，莱菔子消痰破积之力优于紫苏子，紫苏子下气开郁之力优于莱菔子，莱菔子偏于消腹胀，紫苏子偏于利胸膈，王老用此二药，意在下气开郁，调整机体，使天地变化归于自然；白茅根味甘，性寒，清胃热而止呕；白豆蔻味辛、性温，温中行气止呕，《沈氏尊生书》中用豆蔻配半夏治胃寒湿、气滞呕吐，现代研究表明，白豆蔻能促进胃液分泌，增进胃肠蠕动，制止肠内异常发酵，祛除胃肠积气，故有良好的芳香健胃作用；厚朴既可除无形之湿病，又可消有形之实满，下气平喘；香橼、佛手疏肝理气、消食；党参、黄芪、茯苓三药合则健脾补气化湿，治生痰之本；三七粉和白及粉可收敛止血，修复胃黏膜损伤。王老用药巧妙，并结合患者年老、脾胃气虚生痰兼寒热辨证施治，一剂见效，值得学习。

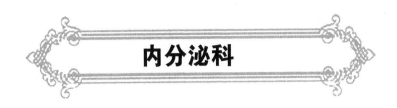

上海名医治甲亢经验

　　唐红，教授，上海中医药大学附属龙华医院内分泌代谢科主任医师，上海市十大中医高级临床人才之一。唐教授从事内分泌临床工作30余年，在治疗甲状腺疾病方面有独到的见解，取得了良好的疗效。现将唐教授治疗甲亢的经验介绍如下。

一、病因病机

　　甲状腺功能亢进症（简称甲亢）属中医"瘿病"的范畴，古籍中亦称"瘿气""瘿瘤""影袋"等。其病因与情志内伤、饮食及水土失宜密切相关。临床中甲亢患者以气阴两虚、脾气亏虚为主，唐教授注重后天脾胃之本，认为脾伤则气结，脾虚则酿生痰湿，痰气交阻，血行不畅，气、血、痰凝聚而成甲亢，甲亢日久耗伤阴液，从而出现一系列甲亢常见症状。

二、辨证论治

1.初期

　　【临床表现】多烦躁易怒，怕热多汗，心慌手抖，多食易饥，形体消瘦，大便溏薄，舌红，脉弦。

　　【治法】疏肝解郁，养阴清热。

　　【处方】柴胡疏肝散加减：柴胡、枳壳、浙贝母各10克，白芍12克，制香附、知母、川芎、陈皮各9克，甘草6克，山药15克，煅龙骨（先煎）、煅牡蛎（先煎）、浮小麦各30克。

【用法】水煎，分3次服，每日1剂。

2.后期

【临床表现】经前期治疗后患者烦躁易怒、怕热多汗、心慌手抖、大便溏薄等症状均有缓解，进入西药逐渐减量的过程，但患者症状及各项指标容易反复，且仍有情绪容易紧张、睡眠不安、口干等症状。

【治法】疏肝健脾，肝脾同治，使脾胃健则水谷精微得以输布，水液得以气化。

【处方】黄芪15克，党参、丹参、炒白术、茯苓、莪术、牛蒡子、知母、枸杞子、白菊花各12克，夏枯草10克，川芎9克，甘草6克。颈部肿大难消者，加鳖甲、白芥子、白花蛇舌草、夏枯草、半枝莲、连翘各10克；睡眠不安者，加夜交藤、茯神、远志各10克，珍珠母15克；汗出多者，加浮小麦20克、糯稻根12克；双目肿胀或眼突者，加白菊花、枸杞子、青葙子、密蒙花各10克；水肿者，加车前子（包煎）、葶苈子各10克，泽泻8克；潮热汗出者，加百合、玄参、黄精、玉竹、麦冬各10克；月经不利者，加泽兰、益母草各10克，茯苓15克。

【用法】水煎，分3次服，每日1剂。

三、典型病案

陈某，女，43岁。患者2周前无明显诱因出现怕热出汗，心悸，伴有大便次数增多、不成形，月经正常，睡眠不安。经完善甲状腺功能、甲状腺彩超及摄碘率等检查后明确诊断为甲状腺功能亢进症。诊见：无突眼，甲状腺Ⅱ度肿大，未触及结节，无压痛，上肢震颤（－），下肢无水肿；舌淡胖、苔薄，脉细。

【诊断】瘿病（脾虚痰结）。

【治法】健脾散结。

【处方】黄芪、山药、灵芝、茯苓各15克，党参、炒白术、浙贝母、莪术、制香附各12克，浮小麦30克，炙甘草6克。

【用法】水煎，分3次服，每日1剂，共7剂。

【疗效】二诊：患者出汗好转，心悸减轻，乏力不显，大便仍每日

2~3次，上方加冬瓜皮20克，服法同前，共服14剂。之后患者每半个月复诊1次，定期复查甲状腺功能，症状逐渐缓解，西药逐渐减量。

黑龙江名老中医治甲亢经验

卢芳，哈尔滨市中医医院主任医师，第一至第五批全国老中医药专家学术经验继承工作指导老师，享受国务院特殊津贴专家。现将卢老辨证治疗甲亢的经验介绍如下。

一、病因病机

中医认为，甲亢属于"瘿病"的范畴。瘿病是情志内伤、饮食及水土失宜等因素引起的，以气滞、痰凝、血瘀壅结颈前为基本病机，以颈前喉结两旁结块肿大为主要临床特征的一类疾病。甲亢属本虚标实之证，本虚多以阴虚、气虚为主；标实以阳亢、气郁、痰阻、血瘀为主。因此，在治疗上宜辨明虚实，分清主次。

二、辨证论治

1.痰气郁结型

【临床表现】本病初起，喉中不适，如物阻塞，精神抑郁，情绪不宁，喜叹气，胸胁胀痛，痛无定处，脘闷嗳气，腹胀，大便溏泻，女子月事不行，舌苔薄腻，脉弦。

【治法】理气化痰消瘿。

【处方】柴胡、香附、浙贝母各12克，白芍15克，海蛤壳（先煎）20克。头晕目眩者，去柴胡，加白菊花12克、钩藤（后下）15克；甲状腺肿大明显者，加皂角刺12克、珍珠母（先煎）20克；腹胀泄泻者，加山药、白术各12克；口渴喜冷饮者，加生石膏（先煎）15克、天花粉12克；食量大，食欲亢进者，加生地、石斛各15克。

【用法】水煎，分3次服，每日1剂。

2.痰结血瘀型

【临床表现】颈前出现肿块，按之较硬或有结节，肿块经久未消，胸

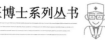

闷，食欲差，舌苔薄白或白腻，脉弦或涩。

【治法】理气活血，化痰消瘿。

【处方】海藻、昆布、海带、青皮、浙贝母、川芎、当归、连翘各12克，法半夏、甘草各8克。肿块较硬及有结节者，加三棱、莪术各6克，露蜂房、丹参各10克；胸闷不舒者，加郁金、香附各10克；郁久化火而见烦热，舌红、苔黄，脉数者，加夏枯草、牡丹皮、玄参各12克；食欲不振，便溏者，加白术、茯苓、山药各12克。

【用法】水煎，分3次服，每日1剂。

3.阴虚火旺型

【临床表现】颈前肿块或大或小，质软，起病缓慢，眩晕，头汗出，耳鸣目涩，心烦易怒，手足震颤或动摇，烘热自痛，面红目赤，口燥咽干，少寐多梦，舌红少津、无苔，脉细数。

【治法】柔肝滋阴，佐以潜阳。

【处方】生地、白芍各15克，生龙骨（先煎）、生牡蛎（先煎）各20克。阴虚心胸烦热，手足心热，舌红、苔少，脉细数者，加玄参15克；阴虚失眠，舌干红无苔，脉细数，而无肝郁气滞及湿痰之象者，加酸枣仁、柏子仁各12克，五味子5克；兼盗汗，自汗，腹胀，食欲不振者，加浮小麦15克；兼消化功能紊乱，食欲不振，腹胀，嗳气者，加佛手、香橼、茯苓、枳壳各12克，炒山楂、炒麦芽、炒神曲各8克；肝阳上扰，头昏胀痛，血压偏高者，加石决明（先煎）15克，珍珠母（先煎）20克。

【用法】水煎，分3次服，每日1剂。

4.气阴两虚型

【临床表现】颈前肿块日久，神疲乏力，心悸气短，动则汗出，手足心热，腰膝酸软，手足、头部震颤，舌质嫩、干红、无苔，脉虚数无力。

【治法】益气养阴，化痰散结。

【处方】党参、黄芪、生地、制何首乌各15克，鳖甲（先煎）、龟板（先煎）各20克，夏枯草、浙贝母各12克，法半夏、甘草各8克。心悸、失眠较甚者，加丹参12克，酸枣仁、夜交藤各15克；急躁易怒者，加龙胆草

6克，牡丹皮10克，白蒺藜15克；脾胃运化失调而致大便稀溏，便次增加者，加白术、麦芽各12克，茯苓、薏苡仁各15克。

【用法】水煎，分3次服，每日1剂。

5.气虚血瘀型

【临床表现】多为甲亢日久，经西药治疗症状缓解，但突眼日趋明显，目胀欲脱，迎风流泪，神疲乏力，心悸，胸痛，动则汗出，舌紫暗，脉弦涩。

【治法】补肝益气，活血化瘀。

【处方】党参、石斛、白菊花、枸杞子、密蒙花、赤芍、泽兰各12克，丹参15克。痰湿盛，舌体胖、苔腻者，加生牡蛎（先煎）20克，以化痰软坚；肝火盛，目有红丝，心烦易怒者，加决明子15克、石决明20克，以清肝明目；胃热，舌苔黄腻者，加山慈菇、半枝莲各10克，以清热利湿。

【用法】水煎，分3次服，每日1剂。

全国名老中医治结节性甲状腺肿经验

许芝银，江苏省中医院主任中医师，教授，博士生导师，全国名老中医，第四、第五批全国老中医药专家学术经验继承工作指导老师，享受国务院特殊津贴专家。许老从事甲状腺疾病临床实验研究50余年，学识渊博，临证经验丰富。现将许老治疗结节性甲状腺肿的经验介绍如下。

一、病因病机

中医学将结节性甲状腺肿归于"瘿病"的范畴。古代医家皆认为气滞、痰凝、血瘀为本病发病的基本病机。许老认为肝经气滞可致痰瘀壅结颈前而为病。临床辨证常以颈部肿块质地作为重要依据：以气滞为主者，颈部肿胀时大时小，结节质地较软；以痰凝为主者，结节质韧或稍硬，多无疼痛，活动度良好；以血瘀为主者，结节质硬，压之有痛感，活动度较差。本病病理特点为本虚标实，虚实夹杂，本病在脏腑辨证的基础上，应仔细辨别邪正和阴阳盛衰、气血津液失常，治疗上以化痰破瘀为基本方法，多选用软坚散结、理气化痰及活血化瘀之品。

二、辨证论治

许老临证之时，能从纷繁复杂的证候中辨清主次，抓住主症，把握病机，秉承《伤寒论》中"观其脉证，知犯何逆，随证治之"的宗旨，在辨证施治的同时，注重病症结合，故拟健脾燥湿、化痰消症、活血散结为治疗结节性甲状腺肿的基本大法，临床上屡获良效。

【处方】夏枯草、茯苓、白术、法半夏、牡丹皮、丹参、桃仁、赤芍、郁金、姜黄、红景天各10克，皂角刺20克，青皮、陈皮、甘草各5克。

该方为基本方，全方配伍严谨，用药精当，共奏健脾燥湿、化痰消症、活血散结等功效，使气血畅通，阴阳调和，有效改善结节性甲状腺肿患者的不适症状，减缓结节生长的速度，甚则使结节逐渐消散。在此基础上，许老根据患者的症状及体征，将本病分型辨治。

1.痰气交阻型

【临床表现】甲状腺以肿大为主，弥漫对称，可触及较小结节，质软光滑，无压痛，自觉颈前胀满不适，胸闷胁胀，善太息，病情变化常与患者情志波动有关。舌淡、苔薄白，脉弦。

【治法】注重加强疏肝理气，同时化痰散结。

【处方】基本方加柴胡6克、香附10克。

【用法】水煎，分3次服，每日1剂。

2.痰瘀互结型

【临床表现】颈前结块肿大，按之较硬，颈部有压迫感，女性患者或有乳房作胀、月经不调，舌紫暗或有瘀点瘀斑、苔白腻，脉弦滑或涩。

【治法】注重加强软坚散结，破瘀化痰，活血消瘿。

【处方】基础方去甘草，加生牡蛎（先煎）20克，海藻、制南星各10克。

【用法】水煎，分3次服，每日1剂。

3.肾虚肝郁型

【临床表现】颈部肿块皮宽质软，光滑，无明显压痛，伴有神情淡漠，倦怠畏寒，行动迟缓，腰膝酸软，四肢逆冷，性欲下降，舌淡、苔薄白，脉沉细。

【治法】补肾疏肝，破瘀化痰安神，同时注重温补肾阳。

【处方】基本方加当归、熟地、补骨脂、狗脊、杜仲各10克，桑寄生20克，麻黄6克。

【用法】水煎，分3次服，每日1剂。

辽宁名中医治糖尿病胃轻瘫经验

张兰，主任医师，教授，医学博士，硕士生导师。主治内分泌代谢性疾病，尤其擅长治疗糖尿病及其慢性并发症、甲状腺疾病（甲亢、甲减）、内分泌失调等。现将张教授治糖尿病胃轻瘫的经验介绍如下。

一、病因病机

张教授认为，糖尿病胃轻瘫当从肝论治。糖尿病属中医"消渴病"的范畴，消渴病的发生与肝密不可分，随着病程的进展，患者久病多郁，情志不畅，肝失疏泄导致肝气郁结，而肝脏作为与情志调节关系最为密切的脏腑，主疏泄，调节气机，且与脾胃同属中焦。肝失疏泄直接影响脾胃的运化腐熟功能，脾胃运化失常，可表现为痞满；肝气郁结，横逆犯胃，导致肝胃不和，胃脘嘈杂疼痛，胃失和降最终导致胃气上逆，发为恶心、呕吐。糖尿病胃轻瘫的表现均与气的升降失常有关，治疗应以疏肝理气、调畅全身之气为法。

二、辨证论治

1.肝郁胃热型

【临床表现】口渴多饮且渴喜冷饮，胸胁苦满，呃逆，烧心，胃中有灼热感，便秘，舌红、苔黄厚腻少津，脉弦数。

【治法】清肝泻火，和胃降逆。

【处方】柴胡、枳壳、黄芩、白芍各12克，法半夏、炙甘草、厚朴各10克。口干、口渴明显者，加黄精、知母、麦冬各10克；便秘较重者，加酒大黄4克，火麻仁、桃仁各10克；口苦、痞满呕吐、目赤肿痛者，加石斛、泽泻各10克，黄连5克；胸胁胀痛者，加木香、延胡索各10克；胃痛反酸者，加瓦楞子15克；盗汗、心烦者，加牡丹皮、山栀子、地骨皮、旱莲草各8克；睡眠差者，加酸枣仁、茯神各12克。

【用法】水煎，分3次服，每日1剂。

2.肝郁脾虚型

【临床表现】情绪低落，抑郁寡欢，胃脘胀满不舒、常有食后饱胀感，善太息，口苦，面色少华，少气懒言，倦怠乏力，大便多溏泄不成形，舌淡暗、苔白腻，舌体胖大、边有齿痕，脉多沉细弱。

【治法】疏肝理气，健运脾气。

【处方】柴胡、法半夏、黄芩各12克，枳实、厚朴、香橼、佛手、党参、甘草、白术、茯苓各10克。胸胁胀闷者，加瓜蒌壳、薤白各10克；胃寒怕冷者，加干姜、砂仁（后下）各10克；腹胀、食欲不振者，加炒山楂、炒麦芽、炒神曲、木香、枳壳各10克；活动后易汗出者，加黄芪12克，五味子10克；睡眠差者，加莲子、百合各12克。

【用法】水煎，分3次服，每日1剂。

3.肝郁血瘀型

【临床表现】口干、口渴，渴不欲饮，胃脘部胀痛，呃逆，舌紫暗有瘀点或瘀斑、苔白腻或黄，脉沉细弱或滞涩。

【治法】疏肝理气，活血化瘀。

【处方】柴胡、枳壳、川芎各12克，当归、生地、丹参、桃仁、红花、牛膝、太子参、炙甘草、赤芍各10克。病程较长，肝肾不足，腰膝酸软者，加山茱萸、枸杞子、菟丝子各10克；四肢刺痛麻木者，加苏木、络石藤、鸡血藤各10克；痰多，呕吐痰涎者，加姜半夏、竹茹各10克；大便溏者，加山药、薏苡仁各12克；睡眠差者，加生龙骨（先煎）15克，夜交藤、酸枣仁各12克。

【用法】水煎，分3次服，每日1剂。

三、体会

糖尿病属中医学"消渴病"的范畴。消渴病久，变证百出，糖尿病胃轻瘫就是其变证之一。糖尿病胃轻瘫是一种临床常见的在糖尿病基础上继发的慢性并发症，是指胃在无机械性梗阻的情况下出现的胃动力障碍、胃排空延迟的一组综合征，又叫糖尿病胃潴留或糖尿病胃麻痹。糖尿病胃轻瘫的主要病位在中焦脾胃，病理变化多为消渴日久，致气阴两虚，脾胃升清降浊功能失常，中焦运化失司，故见痞满，加之饮食不节，情志不畅，导致痰浊、气滞、食积、瘀血等停于中焦或随气上逆而发生胃轻瘫。在治疗上西医多用增强胃动力的药物，但副作用较多，停药后病情易反复。中医通过其独特的辨证论治，在糖尿病胃轻瘫的治疗上不仅副作用少，而且远期疗效好。

河南名中医治糖尿病中消证经验

唐宋，河南中医药大学教授，国家级名中医，第四、第五批全国老中医药专家学术经验继承工作指导老师。从事教学、科研和临床工作40余年，建树颇深。现将唐老治疗糖尿病中消证的经验介绍如下。

一、病因病机

糖尿病属中医"消渴病"的范畴。传统理论认为，消渴病属气血津液病证，病机为阴虚为本、燥热为标，病位在肺、胃、肾，分上消、中消、下消辨证论治。中消表现为多食易饥，口渴引饮，形体消瘦，大便干燥或便溏，或伴有精神不振，四肢乏力等症，有胃热炽盛及气阴亏虚两种证型。唐老认为，在治疗消渴病的过程中，当从脾论治，重视脾的生理功能和病理变化，抓住脾失健运的主要病机，可三消兼治，提高疗效。

二、辨证论治

1.脾胃伏火型

【临床表现】口干多饮，多尿，乏力，消瘦，大便干结，舌红、苔黄，脉滑数。

【治法】清胃泻火，健脾养阴。

【处方】生石膏（先煎）15克，知母、麦冬、生地、玄参、山栀子各10克，牛膝、防风、太子参各8克。渴甚者，加桑白皮、地骨皮、天花粉各10克，便秘甚者，加大黄4克；尿多者，加桑螵蛸、芡实各10克。

【用法】水煎，分3次服，每日1剂。

2.湿热困脾型

【临床表现】肢体倦怠，胸脘腹胀或食后饱满，头身困重，形体偏胖，心胸烦闷，小便短赤，大便不爽，舌红、苔黄腻，脉滑数。

【治法】清热利湿，健脾化浊。

【处方】法半夏、陈皮、茯苓、葛根、佩兰、藿香、苍术、薏苡仁各10克，黄连5克。

【用法】水煎，分3次服，每日1剂。

3.脾气虚弱型

【临床表现】面色萎黄，少气懒言，食少便溏，四肢乏力，肌肉瘦削，脘腹坠胀，小便淋漓不尽或浑浊如米泔水，舌淡，脉濡弱。

【治法】补中益气，健补脾胃。

【处方】黄芪、党参、炙甘草各12克，柴胡10克，白术、当归各8克，陈皮、升麻各5克，生姜8片，大枣5枚。

【用法】水煎，分3次服，每日1剂。

4.脾虚湿停型

【临床表现】多饮多食症状不明显，口干，大便溏软，小便清长，头晕心悸，或有气短，自汗，乏力，倦怠嗜卧，口淡食少，或脘腹满闷，食后饱胀，舌淡、苔白腻，舌体胖大或有齿印，脉滑。

【治法】益气健脾，利水燥湿。

【处方】太子参、白术、茯苓、厚朴、山药、白豆蔻各12克，炒山楂、炒神曲、炒麦芽、陈皮、苍术、甘草各10克。

【用法】水煎，分3次服，每日1剂。

5.气阴两虚型

【临床表现】咽干口燥，倦怠乏力，多饮，多食易饥，气短懒言，心烦，手足心热，心悸，失眠，动则汗出，尿赤便秘，舌红少津或舌胖有齿印、苔薄或花剥，脉细无力或细弦。

【治法】益气健脾，养阴润燥。

【处方】白术、茯苓、麦冬、玄参、葛根、生地、太子参、黄芪、山药、五味子各10克，木香6克。

【用法】水煎，分3次服，每日1剂。

6.脾阴不足型

【临床表现】面白颧红，虚烦，口干，唇红，厌食不饥或能食不运，大便干结或泻下如酱、黏腻不爽，腹胀隐痛，口舌生疮，舌干红、苔少无津，脉细数无力。

【治法】甘润养阴，健脾生津。

【处方】太子参、白术、茯苓、莲子、山药、炒白扁豆、薏苡仁、麦冬各10克，砂仁（后下）6克。

【用法】水煎，分3次服，每日1剂。

7.脾阳不足型

【临床表现】面色苍白，畏寒肢冷，腹胀喜暖，泛吐清水，食欲不振或食后不易消化，喜热饮，大便溏薄，小便清长，舌淡、苔白，脉沉细。

【治法】温中祛寒，补气健脾。

【处方】干姜、党参、白术、茯苓、桂枝、山药、山茱萸、甘草各10克，制附子（先煎）6克。

【用法】水煎，分3次服，每日1剂。

四川名医治糖尿病多汗症经验

亓鲁光，主任医师，教授，博士生导师，四川省名中医，第五、第六批全国老中医药专家学术经验继承工作指导老师。从事糖尿病及其并发症的临床研究30余年，总结出了治糖尿病多汗症行之有效的方法，现将亓教授治疗糖尿病多汗症的经验介绍如下。

一、病因病机

糖尿病属中医"消渴病"的范畴。亓教授认为，消渴多汗的主要病机与消渴的病机同出一源，以阴虚燥热为本，饮食无节，嗜食肥甘，耗伤脾胃，内生痰浊水湿，郁积生热，或五志过极化火，煎熬脏腑阴液，则蒸腾汗出，口干，形成肺胃燥热证或湿热蕴蒸证，这2个证型临床偶见于消渴初发者。

二、辨证论治

1.肺胃燥热型

【临床表现】烦热多汗，口干多饮，多食易饥，尿黄赤，大便干结，舌红、苔黄少津，脉滑数。

【治法】清泄肺胃止汗。

【处方】生石膏20克，知母、粳米（或以山药30克代之）各10克，甘草3克。邪热偏盛者，加玄参10克，黄连3克；汗出过多，气津两伤者，加党参或沙参、葛根各15克，麦冬12克。

【用法】水煎，分3次服，每日1剂。

2.阴虚火旺型

【临床表现】盗汗，口干，心胸烦热，手足心热，舌红有裂纹、少苔，脉虚数。

【治法】滋肾降火，养阴敛汗，佐以安神。

【处方】沙参、浮小麦各20克，煅牡蛎（先煎）、夜交藤各15克，麦冬、五味子、黄精、桑椹各12克。倦怠乏力者，改沙参为党参15克，加山药20克；面赤心烦者，加牛膝15克，郁金、荔枝核各10克。

【用法】水煎，分3次服，每日1剂。

3.气阴两虚型

【临床表现】自汗、盗汗，动则尤甚，倦怠乏力，食欲不振，舌淡、苔薄白，舌边有齿痕，脉细弱。

【治法】健脾滋肾，养阴益气，固表敛汗。

【处方】炙黄芪、山药、沙参、浮小麦各20克，煅牡蛎（先煎）15克，黄精、桑椹、麦冬、五味子各12克。平素易外感，汗出日久，畏风者，加白术、防风各12克；平素食欲欠佳者，加鸡内金10克。

【用法】水煎，分3次服，每日1剂。

4.湿热蕴蒸型

【临床表现】汗出黏腻，面赤发热，口干口苦，尿黄赤，舌红、苔黄腻，脉滑数。

【治法】清热祛湿止汗。

【处方】浮小麦30克，法半夏、竹茹、枳壳、佩兰、茯苓各10克，泽泻9克，黄连5克。

【用法】水煎，分3次服，每日1剂。

三、体会

糖尿病汗出异常是临床最常见的糖尿病并发症之一，表现为汗出过多或减少，多见上半身多汗，下半身皮肤干凉、少汗，无特异性理化检查指标。临床所见，有时糖尿病患者血糖控制良好，亦无明显神经血管并发症，仍汗出过多，此时中医治疗更具优势。中医认为，阴液干涸，则气无所依，同时阴亏阳亢化火食气，阴液不能内藏，外泄为汗，则成阴虚火旺、气阴两虚证。阴虚不能内守，气虚固摄失职，虚热内生扰动阴液，均可致多汗。如今过食少动者甚众，心理压力增大，情志致病增多，熬夜晚睡现象普遍，使得脾胃虚弱、郁火积滞而耗伤阴液者众，故在治疗消渴多汗时以扶正为主法，重视脾肾气阴之不足，辅以敛汗，疏肝解郁。

肝胆内科

国医大师治病毒性肝炎经验

张镜人（1923—2009年），主任医师，教授，国医大师，上海市名中医，全国老中医药专家学术经验继承工作指导老师，享受国务院特殊津贴专家。全国著名中医理论家、中医临床学家，张老对病毒性肝炎的临床治疗有独到的见解，现将张老的治疗经验介绍如下。

一、病因病机

病毒性肝炎是由肝炎病毒引起、以肝脏损伤为特征的一组传染病，临床上主要表现为乏力、食欲减退、恶心、呕吐、肝肿大及肝功能异常，部分患者可出现黄疸和发热，中医在治疗病毒性肝炎方面有一定的优势。

二、辨证论治

1.肝气失疏，脾失健运型

【临床表现】胁肋胀痛，食欲不振，腹满，肢软疲倦，大便时溏，舌淡红、苔薄，脉细弦。

【治法】疏肝理气，健脾化湿。

【处方】柴胡、川芎、枳壳各6克，白术、白芍、薏苡仁、香附、炒黄芩、茯苓各10克，炙甘草5克。

【用法】水煎，分3次服，每日1剂。

2.湿郁化热，热扰肝经型

【临床表现】胁胀掣痛，胸闷不舒，随情志变化而增减，心烦失眠，小便黄赤，舌尖红、苔薄黄，脉弦数。

【治法】柔肝解郁，清热除烦。

【处方】柴胡6克，当归、白芍、白术、茯苓、牡丹皮、山栀子、郁金各10克，炙甘草5克，合欢皮15克。

【用法】水煎，分3次服，每日1剂。

3.肝脾两虚，气血不足型

【临床表现】胁痛隐隐，时作时止，面色萎黄，头晕目眩，心悸少寐，舌淡、苔薄，脉细软。

【治法】益气健脾，养血调肝。

【处方】党参、白术、当归、白芍、茯苓、酸枣仁、枸杞子各10克，制半夏、陈皮各5克，远志3克。

【用法】水煎，分3次服，每日1剂。

4.肾阴下耗，水不涵木型

【临床表现】右胁灼热疼痛，视物模糊，耳鸣，夜寐盗汗，腰脊酸楚，下肢乏力，舌花剥或光红，脉细弦数。

【治法】滋水育阴，泄肝清热。

【处方】生地15克，沙参、麦冬、枸杞子、山茱萸、赤芍、续断、白菊花、桑寄生、川楝子、杜仲各10克，青皮5克。

【用法】水煎，分3次服，每日1剂。

5.气滞血瘀，肝脾癥积型

【临床表现】两胁胀痛或刺痛、扪及积块，肤色晦暗，面部、颈部和胸部出现红缕赤痕，形体消瘦，腹满膨隆，舌紫绛有瘀斑，脉细涩。

【治法】活血化瘀，软坚消积。

【处方】红花3克，桃仁、川芎各5克，当归、赤芍、牡丹皮、生地、石见穿、香附、大腹皮各10克，生牡蛎（先煎）、炙鳖甲（先煎）各15克。

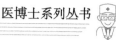
【用法】水煎，分3次服，每日1剂。

6.脾土衰败，肝肾亏损型

【临床表现】面色黧黑，肌肤晦黄，胁下积块刺痛，固定不移，胸脘痞闷，形瘦肉削，食欲不振，便溏，神疲乏力，舌淡紫、苔少，脉沉迟。

【治法】温运脾阳，补益肝肾。

【处方】茵陈、白术、菟丝子、巴戟天各10克，制附子（先煎）6克，干姜、陈皮、制半夏、枳实各5克，肉桂3克。

【用法】水煎，分3次服，每日1剂。

全国名老中医治慢性乙型肝炎经验

　　林天东，教授，第三批全国老中医药专家学术经验继承工作指导老师，享受国务院特殊津贴专家，海南省突出贡献优秀专家。林老临证经验丰富，尤其擅长论治慢性乙型肝炎，他根据慢性乙型肝炎病情缠绵难愈的特点，总结出分期辨证治疗方法，获得满意疗效，现将林老的治疗经验介绍如下。

一、病因病机

　　慢性乙型肝炎是由乙型肝炎病毒持续感染所引起的肝脏慢性炎症性疾病，其病机错综复杂，病情极易反复，并有一定传染性，临床上较难治愈。慢性乙型肝炎属中医学"胁痛""黄疸""积聚"等范畴。

　　林老认为，慢性乙型肝炎的发病为正气不足，感受湿热疫毒，或饮食不洁，或先天胎毒所致。病机特点为湿热羁留，肝胆不疏，脾胃受损，久病则瘀血阻络。他强调乙型肝炎发病的内因为正气不足，外因为湿邪疫毒。体内正虚邪实并存，虚实夹杂，两者互为因果，影响疾病的发展、变化与转归。

　　林老指出慢性乙型肝炎病程大致可分为3个阶段：初期，大多数乙型肝炎患者湿热疫毒未清、迁延不愈，导致湿热毒邪困遏脾胃，损伤肝体，脾失健运之职，肝失疏泄之能，而为湿热气滞；中期，湿热羁恋中焦，损伤气血生化之源，肝失所养，造成肝郁脾虚之证；后期，则因脾土衰败，久病入络，瘀血内着而为积聚。因此，治疗慢性乙型肝炎需结合各期不同的病因病机特点辨证施治。

二、辨证论治

1.初期

多见于轻度慢性活动性和慢性迁延性肝炎患者。

【证型】湿热毒邪未除，正气充足，正邪交争，辨证属湿热蕴结、肝气郁滞。

【临床表现】食欲差，乏力，身黄，目黄，小便黄，舌红、苔黄腻，脉弦滑数。

【治法】清热利湿、疏肝理气。

【处方】茵陈20克，山栀子、柴胡、枳实、炙甘草各8克，大黄5克，赤芍12克。湿热明显者，加白花蛇舌草、半边莲、半枝莲各10克，鸡骨草、田基黄各15克。

【用法】水煎，分3次服，每日1剂。

2.中期

多见于中度慢性活动性和慢性迁延性肝炎患者。

【证型】毒邪困阻脾胃中焦，正气不足，脾失健运，肝失疏泄而出现肝郁脾虚、肝脾失和之证。

【临床表现】食少，口苦，口淡无味，困倦乏力，午后腹胀明显，健忘失眠，两胁胀闷不适，大便溏烂，舌淡胖、边有齿印、苔薄白稍腻，脉弦细。

【治法】疏肝理气，健脾助运。

【处方】柴胡、当归、茯苓、白术、炙甘草、木香、吴茱萸、法半夏各8克，白芍12克，陈皮5克，党参10克。食欲差明显者，加砂仁（后下）10克以行气和胃，加白扁豆、薏苡仁、山药各12克以淡渗利湿健脾。

【用法】水煎，分3次服，每日1剂。

3.后期

多见于重度慢性活动性或慢性恢复期肝炎患者。

【证型】毒邪久耗阴血，证属气阴两虚、络脉瘀阻。

【临床表现】短气乏力，自汗，面色萎黄，口苦口干，心烦易怒，两胁隐痛，舌暗红、苔少津，脉弦细弱。

【治法】补气养阴，疏肝通络。

【处方】沙参、枸杞子、旋覆花（包煎）、茜草、当归、桃仁、柏子仁、郁金各10克，麦冬15克。阴虚明显者，加女贞子、旱莲草各12克；气虚明显者，加党参12克、五味子10克；瘀血合并血热征象者，加赤芍、牡丹皮各10克。

【用法】水煎，分3次服，每日1剂。

三、典型病案

卓某，男，26岁。患者自诉约1年前无明显诱因出现右胁隐痛、乏力、食欲不振等症状，在医院检查乙肝六项，结果提示"大三阳"。诊见：右胁隐痛，乏力，食欲差，口淡无味，腹胀，失眠，大便溏烂、每日2次，舌淡、边有齿印、苔薄白水滑，脉弦细。既往有慢性乙型肝炎病史多年。

【西医诊断】慢性活动性乙型肝炎。

【中医诊断】胁痛（肝郁脾虚）。

【治法】疏肝理气，健脾运化。

【处方】柴胡、白术、甘草、木香、吴茱萸、法半夏各8克，当归、白芍各12克，党参、茯苓各10克，陈皮5克。

【用法】水煎，分3次服，每日1剂，共7剂。

【疗效】二诊：患者诉右胁隐痛缓解，乏力减轻，胃纳改善，但睡前心烦、腹胀明显，影响睡眠，大便偏烂，舌淡、苔薄白，脉弦细。服药后患者不适症状减轻，但胃不和则卧不安，故在原方基础上加山栀子、厚朴各10克，共7剂，用法同上。三诊：患者诉右胁隐痛、乏力明显缓解，胃纳可，腹胀明显减轻，已无心烦，睡眠较前改善，大便成形、每日1次，舌淡、苔薄白，脉弦细。患者不适症状明显改善，故治法同前，二诊方去山栀子、厚朴，共7剂，用法同上。一个月后复查肝功能，结果明显好转，症状基本消失，又守方服用7剂，症状无反复。

北京名医治慢性乙型肝炎经验

施奠邦，主任医师，国家级名医，中国中医研究院（现中国中医科学院）名誉院长。擅长治疗各种内科杂症，辨证及遣方用药经验独到。现将施老治疗慢性乙型肝炎的经验介绍如下。

一、病因病机

施老认为"湿热"或"疫毒"是病毒性肝炎的主要病因，而七情、饮食、劳倦是疾病加重或迁延、复发的诱因。湿热邪毒之所以能长期潜伏于人体内，其原因在于人体正气不能祛邪外出，正邪长期对峙。肝旺乘脾，肝肾同源，久病及肾，初病在经，久病入络，病久必虚，慢性乙型肝炎病程较长，虽病位在肝，但病久脾、肾会有不同程度的受累，并且会伤及气血，而血瘀络阻是肝病发展的必然趋势。

二、辨证论治

1.肝郁脾虚型

【临床表现】右胁下疼痛久治不愈，疲乏无力，右胁及腹部胀满，口干，口苦，尿黄，舌苔薄白，脉弦。

【治法】疏肝健脾，调气和血。

【处方】柴胡、当归、丹参、郁金、香附各10克，白芍、白术各15克，青皮、陈皮、甘草各6克。疲乏无力明显者，加黄芪、黄精各10克；右胁疼痛明显者，加姜黄6克，鸡血藤、丹参各10克；谷丙转氨酶明显升高者，酌加板蓝根、龙胆草、虎杖、败酱草各6克。

【用法】水煎，分3次服，每日1剂。

2.肝郁血瘀型

【临床表现】右胁作痛，久治不愈，肝或脾明显肿大，面色暗，皮肤有较多蜘蛛痣，舌暗红、苔白或黄，脉弦涩。

【治法】疏肝活血，软坚散结。

【处方】生地、生牡蛎（先煎）各12克，当归、黄芪、柴胡、茯苓、赤芍、川芎、红花、郁金、丹参、鳖甲（先煎）、鸡血藤各10克，甘草6克。全身乏力者，加党参、黄精各10克；胁痛明显者，加川楝子10克。

【用法】水煎，分3次服，每日1剂。

3.肝肾阴虚型

【临床表现】右胁作痛，手足心热，口干，头晕，心烦失眠，鼻腔或牙龈出血，舌红、苔少或黄腻，脉弦细数。

【治法】滋肾养肝清热。

【处方】白茅根30克，生地、白芍、沙参、麦冬、石斛、生牡蛎（先煎）各12克，玄参、牛膝、茜草、藕节各10克，阿胶（烊化）、夏枯草各6克。疲乏无力明显者，加黄精、当归各10克；失眠者，加五味子6克，酸枣仁10克。

【用法】水煎，分3次服，每日1剂。

4.脾肾阳虚型

【临床表现】全身乏力，食欲不振，腹胀便溏，头晕腰酸，面色发暗，下肢可有轻度浮肿，舌淡红、苔白，脉细小无力。

【治法】健脾益肾。

【处方】巴戟天、菟丝子、桑寄生、炒白术各12克，炙黄芪、党参、山药、枸杞子、茯苓各10克，五味子、炙甘草各6克。右胁痛者，加当归、丹参、鸡血藤、白芍、郁金各10克；腹胀者，加陈皮、砂仁（后下）各5克；食欲不振者，加炒谷芽、白扁豆各15克；黄疸者，加茵陈12克。

【用法】水煎，分3次服，每日1剂。

三、典型病案

周某，男，22岁。3年前查乙肝两对半提示"大三阳"，当时肝功能正常。近1年来常见右胁隐痛或胀痛，胃脘易胀，疲乏身倦。1周前验血提示谷丙转氨酶83 U/L，诊见：口苦，食欲差，尿黄，舌嫩红、苔薄黄腻，脉弦微滑。

【西医诊断】慢性迁延性乙型肝炎。

【**中医诊断**】胁痛（肝郁脾虚兼湿热）。

【**治法**】疏肝健脾，和中调气，兼清湿热。

【**处方**】白花蛇舌草20克，虎杖、猪苓各15克，炒白术、白芍、知母各12克，柴胡、当归、茯苓各10克，甘草、青皮、陈皮、枳壳各6克。

【**用法**】水煎，分3次服，每日1剂，共6剂。

【**疗效**】二诊：脘腹胀、尿黄明显减轻，食欲改善，但仍感右胁隐痛、神疲乏力。上方去炒白术、枳壳，加黄芪15克，姜黄、郁金各10克，续服12剂，服药后患者诸症消失，自觉精神明显好转，复检谷丙转氨酶恢复正常值。

国医大师治乙肝转氨酶高经验

薛伯寿，主任医师，教授，硕士生导师，全国老中医药专家学术经验继承工作指导老师，首都国医名师，国医大师，享受国务院特殊津贴专家。薛老自拟乙肝双解汤治疗乙肝转氨酶高，该方取《伤寒论》中的小柴胡汤、茵陈蒿汤合《伤寒温疫条辨》中的升降散加减而成。现将薛老治乙肝转氨酶高经验介绍如下。

一、辨证论治

【**临床表现**】胸胁胀痛，小便不利，大便欠畅，胃脘不适，食少恶心，心烦，口苦，咽干，头晕而胀或有往来寒热等。乙肝转氨酶高，乙肝表面抗原（HBsAg）（＋），甚则"大三阳"。

【**治法**】疏利透邪，解毒利湿，升清降浊。

【**处方**】柴胡、土茯苓、蒲公英各10克，黄芩、法半夏、党参、郁金、茵陈、山栀子、白僵蚕、甘草各8克，蝉蜕（包煎）5克。

【**用法**】水煎2次，共煎取药液400毫升，分3次温服，每日1剂。便溏者，山栀子当少用、慎用，或用山栀子炭。

【**方解**】此经验方取少阳肝胆病正剂小柴胡汤，去大枣之滞邪，除生姜之辛热；茵陈蒿汤配伍特点为清泄湿热，合升降散升清降浊；加蒲公英、土茯苓清解疫毒。本方对乙肝湿热毒火盛者，复方而施，联合逐邪，邪毒祛而正自安。

二、典型病案

曹某，女，16岁。胁痛、乏力半年余。近半年来无明显诱因出现右胁胀痛，食少，乏力。抽血检查，结果提示：血清谷丙转氨酶80 U/L；乙型肝炎两对半测定乙肝表面抗原（HBsAg）（＋）、乙肝表面抗体（抗-HBs）（－）、乙肝e抗原（HBeAg）（＋）、乙肝e抗体（抗-HBe）（－）、乙肝核心抗体（抗-HBc）（＋）；B超提示肝脾肿大。因乏力明显而休学，多处寻医求治，症状加重，化验检查无好转。诊见：右胁胀痛，食少、恶心，乏力，口苦、咽干，头晕而胀，脘腹胀满，烦急不安，眠差多梦，大便不爽，小便黄少，舌红、苔黄腻，脉弦滑数。

【西医诊断】乙肝"大三阳"。

【中医诊断】胁痛（少阳枢机不利，湿热毒火内盛）。

【治法】疏利透邪解毒，升清降浊利湿。

【处方】柴胡、土茯苓、蒲公英各10克，黄芩、法半夏、党参、郁金、茵陈、山栀子、白僵蚕、甘草各8克，蝉蜕（包煎）5克，焦大黄4克。

【用法】水煎，分3次服，每日1剂，共7剂。

【疗效】服药后症状日渐减轻，食欲增加，精神渐好，守方继续服用2个月，血清谷丙转氨酶降至正常值，乙肝表面抗原（HBsAg）（－）、乙肝e抗原（HBeAg）（－），已复学，偶有外感，尚来诊。

国医名师治脂肪肝经验

王长洪，教授，全国著名中医脾胃病专家，辽宁省名中医，全军中医药"国医名师"，中医学家董建华院士临床经验和学术思想的主要继承人之一，多年从事中医临床及科研工作。王教授强调应用健脾疏肝、化瘀清热法治疗脂肪肝，疗效显著，现将王教授治疗脂肪肝经验介绍如下。

一、病因病机

脂肪肝早期缺乏特异的临床表现，常在体检时被发现，轻者无症状，中、重度脂肪肝症状明显，可出现肝区闷胀或疼痛、乏力、食欲减退、恶心、腹胀等，常伴有高脂血症或肝功能损害，甚至向肝硬化发展。王教授认为，本病的主要病因病机为饮食不节，过食膏粱厚味；或大量饮酒，使湿热内生；或湿聚成痰，痰湿互结；或痰瘀交结，内郁于肝胆。本病多先实后虚，中期则虚实夹杂，而气血暗耗、肝失调养及肾精亏耗、水不涵木是影响脂肪肝预后转归的关键。其病位在肝、脾两脏，涉及肾，且在脂肪肝的进展过程中，肝、脾、肾功能的盛衰与脂肪肝病情的严重程度呈正相关性，但仍以饮食失节致肝脾功能失常为根本因素。

二、辨证论治

1.肝气郁滞型

【临床表现】以轻度脂肪肝多见。右胁胀满或疼痛，脘腹胀闷，心烦易怒，食欲不振，肝气不舒，大便干结，舌红、苔黄，脉沉弦等，常因情志刺激而加重。

【治法】疏肝解郁，通腑泄热。

【处方】酒大黄3克，厚朴、枳壳、黄芩、生地、泽泻、决明子、郁金、枸杞子各6克，当归10克。呃逆频繁者，加降香、丁香各6克；食欲不振者，加槟榔、鸡内金各10克；胁痛者，加威灵仙、延胡索各10克；谷丙转氨酶升高者，加乌梅、宣木瓜、车前草各10克。

2.脾虚痰湿型

【临床表现】以中度脂肪肝多见。形体肥胖，常有腹胀或便溏，并有肢倦乏力，食欲不振，舌体胖大有齿痕、苔薄白或白厚而腻，脉滑。

【治法】以健脾化痰为主，同时不忘疏肝。

【处方】党参、白术、葛根、山楂、紫苏梗、茯苓各10克，薏苡仁20克，泽泻、姜半夏各8克。

【用法】水煎，分3次服，每日1剂。

3.肝郁血瘀型

【临床表现】以中度脂肪肝多见。久病失治，右胁胀痛，甚则尿黄、目黄，可与情志变化有关，舌红或有瘀点瘀斑、苔黄，脉弦涩。

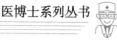

【治法】以疏肝清热化瘀为主，兼以除湿化痰。

【处方】柴胡、桃仁、红花、山楂、夏枯草各10克，黄芩、泽泻各8克，茵陈、丹参、金钱草各15克，山栀子、苍术、莪术各6克。

【用法】水煎，分3次服，每日1剂。

三、体会

脂肪肝患者多伴有一些代谢性疾病。王教授认为，辨证的同时须病证结合，做到整体辨证。临证之时，黄疸指数升高者，常加茵陈15克、山栀子8克、大黄5克；血脂升高者，加泽泻、山楂、荷叶各10克；血糖升高者，加山药、黄精、天花粉各10克，黄连5克；血压高者，加石决明、钩藤（后下）、夏枯草、天麻、枸杞子各10克；形体肥胖者，加决明子、炒山楂各10克，酒大黄5克。

全国名老中医治脂肪肝经验

关幼波（1913—2005年），主任医师，教授，全国老中医药专家学术经验继承工作指导老师，当代著名中医学家。关老治疗脂肪肝有很多宝贵的临床经验，现介绍如下。

一、病因病机

关老认为，脂肪肝的病因病机主要为肝气郁结，疏泄失常，以致气机阻滞，横逆犯胃，气病及血，血流不畅而成本病；当肝病传脾，脾失运化，水湿稽留，日久生痰，以致痰湿互结，内郁肝胆而成本病。某些胁痛患者，因过食肥甘厚味，过分强调休息，滋生痰浊；又因胁痛日久，肝脾肾功能虚弱，痰浊不能及时排泄，积留体内，痰阻血瘀形成本病。

二、辨证论治

1.痰湿阻络型

【临床表现】形体肥胖，面有油脂，胸胁隐痛，腹胀满，困倦乏力，食欲差，口黏，大便油滑或黏腻不爽，小便浊，舌苔白腻，脉弦滑。

【治法】理气化痰，祛湿泄浊。

【**处方**】陈皮、法半夏、茯苓、竹茹、枳实、苍术、厚朴、醋柴胡、萆薢、木香、明矾、决明子各10克，山楂15克，泽泻6克。痰热明显者，加胆南星6克、浙贝母12克；大便黏腻不爽者，加大黄4克，白头翁、秦皮各8克；乏力气短者，加黄芪、党参各10克；肝热头晕者，加苦丁茶10克，山栀子、龙胆草各5克；血压升高伴头痛者，加生石膏15克；失眠多梦者，加炒酸枣仁、夜交藤各15克。

【**用法**】水煎，分3次服，每日1剂。

2.肝郁气滞型

【**临床表现**】胸胁胀闷，抑郁不舒，或周身窜痛，倦怠乏力，腹胀，食欲差，便秘，舌暗红、苔薄白，脉弦。

【**治法**】疏肝健脾，理气活血。

【**处方**】柴胡、枳壳、香附、郁金、川楝子、延胡索、当归、牛膝、白术各10克，甘草6克，白芍12克，山楂15克。两胁刺痛者，加赤芍、丹参各10克；气短乏力者，加黄芪、党参各10克；腹胀者，加厚朴10克；痛经者，加茜草、益母草各10克；食欲差者，加炒莱菔子、炒山楂、炒麦芽、炒神曲各10克。

【**用法**】水煎，分3次服，每日1剂。

3.肝郁脾虚型

【**临床表现**】两胁胀痛，脘痞腹胀、饭后为甚，大便溏薄或完谷不化，食欲差，口淡或恶心呕吐，女子月经不调，气短乏力，舌淡或暗红、苔薄白，脉弦缓。

【**治法**】疏肝理气，健脾益气。

【**处方**】醋柴胡、郁金、当归、白术、香附、党参、茯苓、宣木瓜各10克，白芍、山楂各15克，砂仁（后下）、甘草、薄荷（后下）各6克。两胁胀痛明显者，加川楝子、赤芍各10克；腹胀者，加厚朴、枳壳各10克；便溏者，加苍术10克，薏苡仁15克；水泻者，去当归加山药、莲子肉、诃子肉各10克；头晕乏力者，加黄芪12克；恶心呕吐者，加竹茹、旋覆花（包煎）、代赭石（先煎）各10克。

【**用法**】水煎，分3次服，每日1剂。

4.痰瘀互结型

【**临床表现**】肝病及消渴病日久不愈，形体肥胖，面色晦暗，食欲差、口渴、恶心厌油腻，咯吐痰涎，脘腹痞闷，肝脏肿大，肝区钝痛或刺痛，舌体胖大、边有齿痕，或舌暗有瘀斑，脉弦滑。

【**治法**】活血化瘀，祛痰散结。

【**处方**】浙贝母、玄参、三棱、莪术、泽兰、鸡内金、郁金、杏仁、橘红各10克，生牡蛎粉（先煎）、槟榔、香附、海浮石（先煎）各15克。胁痛者，加醋柴胡、延胡索、川楝子各10克；肝大者，加炙鳖甲（先煎）、昆布各12克；咯吐痰涎者，加瓜蒌、法半夏各10克；顽痰胶着不解者，加青黛、白矾各6克；体胖湿盛者，加苍术、白术、茯苓、薏苡仁各10克。

【**用法**】水煎，分3次服，每日1剂。

5.肝肾阴虚型

【**临床表现**】形体虚胖，肤粗毛丛，面部油光，腰酸腿软，身倦乏力，右胁隐痛，口干舌燥，手足心热或低热盗汗，头晕耳鸣，失眠多梦，男子梦遗滑精，女子经少经闭。舌红、苔少、无苔或苔灰黑，脉弦细数。

【**治法**】滋补肝肾。

【**处方**】生地、当归、槟榔各10克，沙参30克，枸杞子、炒山楂、白芍、麦冬各15克，川楝子、甘草各6克。腰膝酸软者，加续断、桑寄生、牛膝各10克；两胁隐痛者，加醋柴胡、郁金各10克；头晕目眩者，加白菊花、钩藤各10克；失眠多梦者，加夜交藤、炒酸枣仁、远志各10克；梦遗滑精者，加生牡蛎（先煎）15克、金樱子10克；口干舌燥者，加石斛、天冬各10克；口渴喜饮者，加天花粉、玄参各10克；心烦、手足心热者，加牡丹皮、炒山栀子各10克；低热者，加青蒿、银柴胡、地骨皮各10克；齿衄者，加白茅根、小蓟各10克；鼻衄者，加藕节炭10克、阿胶（烊化）6克。

【**用法**】水煎，分3次服，每日1剂。

辽宁名中医治黄疸经验

卢秉久，主任医师，教授，博士生导师。在辽宁省从事医疗、教学、研究工作30多年，在急慢性肝病、消化系统疾病、血液病、风湿病等的中西医治疗方面取得了较好的疗效，尤其在黄疸的诊疗方面积累了丰富的经验。现将卢教授治黄疸阳黄的经验总结如下。

一、病因病机

身黄、目黄、尿黄，且黄色鲜明者，称为阳黄。卢教授认为，阳黄多由外感疫毒、内伤饮食（以酒为重）和伏邪引起，亦与药物所伤相关，尤其如今药物品种繁杂，便于购买和服用，若服用不当很容易造成药物性损伤。以上病因可致湿热内生，困阻脾胃，导致肝胆壅滞不通，或疏泄失职，进而胆汁溢出而为黄疸，致身黄、目黄、尿黄，且黄色鲜明。湿热虽生，必因瘀而发，瘀多由外邪、湿热、瘀血而致，使经络不畅，血脉瘀滞，气机失调，水湿停滞而不易离去。所以阳黄的病机与湿邪有关，并以湿热互结为多，且"瘀"是黄疸发病的关键，因湿与瘀停，气机亦不得畅达。进而可知黄疸的病位多在脾胃，和肝胆等脏腑有关。

二、辨证论治

【临床表现】身目俱黄，黄色鲜明，发热口渴，或见头身困重，胸脘痞满；或见右肋不舒，牵引背痛；或见神昏谵语，烦躁抽搐；或见心中懊恼；或见腹部胀满不舒，恶心呕吐，小便短少黄赤，大便秘结，舌苔多黄腻，脉弦数。

【治法】以祛湿清热、活血祛瘀为主，辅以利小便，兼以行气。

【处方】茵陈30克，金钱草20克，白术、赤芍、陈皮、苍术、厚朴、木香、茯苓各12克，大黄4克。伴瘙痒者，加防风、荆芥、苦参各10克；伴胁肋疼痛者，加柴胡、郁金、延胡索各10克；伴沙石阻滞者，加鸡内金、威灵仙各10克；伴恶心呕吐者，加橘皮、竹茹、姜半夏各10克；伴热盛者，加滑石、甘草、金银花、连翘各10克；携带病毒（甲、乙、丙、戊型肝炎病毒）者，加苦参、白花蛇舌草各10克。

【用法】水煎，分3次服，每日1剂。

三、典型病案

杨某，男，45岁。发热3天，体温最高达38.9℃，5天前出现黄疸，皮肤黄色鲜明，巩膜黄染，腹胀，小便色黄，曾滴注抗生素治疗，症状未缓解。谷丙转氨酶（ALT）、谷草转氨酶（AST）、总胆红素（TBIL）、直接胆红素（DBIL）等均升高，乙肝两对半检测结果提示乙肝表面抗原（HBsAg）（＋）、乙肝核心抗体（抗–HBc）（＋）。舌红、苔黄腻，脉沉滑。

【中医诊断】阳黄（邪毒炽盛）。

【治法】清热利湿，活血化瘀，解毒退黄。

【处方】茵陈50克，滑石30克，连翘、赤芍、桃仁、牡丹皮、紫草各20克，白术、苍术、陈皮、木通、水牛角各15克，甘草10克，大黄5克。

【用法】水煎3次，早、中、晚饭后温服，每日1剂，共6剂。

【疗效】二诊：体温已正常，但面黄仍鲜明，自觉瘙痒，小便色黄，舌红、苔黄，脉沉滑。虽发热好转，但黄色仍在，疫毒未尽，湿热仍在，原方去滑石、水牛角，茵陈减至40克，加防风20克，苦参15克，继服12剂，服法同前。三诊：症状消失，无明显不适，肝功能已基本恢复正常。

四、体会

卢教授治疗阳黄的关键在于对病机的把握和对病因的准确判断，运用祛湿清热、活血祛瘀法治疗阳黄，在祛湿的基础上辅以清热，在活血的基础上加以祛瘀，往往又酌加利小便及疏肝理气之品，令病邪速去，正气易归，临床上经常收到较好的疗效。方中茵陈、金钱草走肝、胆经而能清热利湿退黄；赤芍则清热、凉血活血；白术、苍术健脾；茯苓健脾、利水渗湿，使邪从小便而走；陈皮、厚朴、木香行气，以助湿行、血运；大黄能活血化瘀，使邪从大便而走。临床上阳黄一证每每掺杂其他症状，辨证需挑筋拨骨抓其主线。一些病毒性肝炎、自身免疫性肝病、药物性肝病常常会发生急性黄疸，即阳黄，卢教授常言异病同治，正在于此；不同症状不同方药，即同病异治。正所谓临证需师古人之法而不拘泥于其方，师古人之方而不拘泥于其药也。学古之优，习今之长，用于临床，造福众生。

云南名老中医治口苦经验

龙祖宏，教授，云南省荣誉名中医。龙老行医50多年，擅长胃肠疾病、肝胆疾病及疑难杂病的中医治疗，在诊治口苦方面疗效较好。现将龙老诊治口苦的经验介绍如下。

一、病因病机

口苦是临床常见的一种症状，可伴或不伴胃脘不适、食欲不振等症状。龙老认为，口苦与心、肝、胆、脾、胃、肾等脏腑功能失调密切相关，口苦的辨证可分为虚实两端。实证主要有肝胆湿热型、肝郁化火型；虚证主要有肝肾阴虚型、脾胃虚寒型。

二、辨证论治

1.肝胆湿热型

【临床表现】口苦口干，脘腹胀闷，或面目肌肤发黄，尿黄，大便干结或排便不爽，舌红、苔黄腻，脉弦滑。

【治法】以清利肝胆湿热为主。

【处方】龙胆泻肝汤加减，中成药可服龙胆泻肝丸。

【用法】水煎，分3次服，每日1剂。

【病案】刘某，男，34岁。患者有慢性胆囊炎病史3年。半月前因饮食不慎出现口苦、口干、口臭，伴右上腹胀闷不适，曾自服"消炎利胆片"，症状无明显改善。诊见：口苦、口干、口臭，右上腹胀闷不适、食欲不振，排便不爽，尿黄，舌边尖红、苔黄厚腻，脉弦滑。

处方：龙胆泻肝汤加味。龙胆草、炒山栀子、黄芩、柴胡、泽泻、炒枳壳各8克，茵陈、芦根各15克，生地、车前子（包煎）、厚朴各12克，当归、通草各5克。

用法：水煎，分3次温服，每日1剂，共5剂。

疗效：二诊，患者诉服药5天后口苦、口干、口臭、右上腹胀闷等症均明显减轻，排便畅快，舌边尖淡红、苔薄腻微黄，脉细弦。守方继服7剂，诸症消失。

2.肝郁化火型

【临床表现】口苦，胃脘胀痛，面红目赤，急躁易怒，恶心呕吐，泛吐酸苦水，呃逆嗳气，舌偏红、苔薄白或薄黄，脉弦。

【治法】以疏肝清火为主。

【处方】丹栀逍遥散合金铃子散加减，中成药可服加味逍遥丸。

【病案】张某，女，48岁。患者有慢性胆汁反流性胃炎病史2年。1个月前因与家人争吵后出现口苦，胃脘胀痛，反酸，嗳气。诊见：口苦，胃脘胀痛，反酸，嗳气，面红目赤，急躁易怒，舌偏红、苔薄黄，脉弦。

处方：丹栀逍遥散合金铃子散加减。牡丹皮、白芍、茯苓、炒白术、香橼、海螵蛸、延胡索各12克，炒山栀子、当归、柴胡、竹茹、川楝子各8克，炙甘草、薄荷（后下）各5克。

用法：水煎，分3次温服，每日1剂，共7剂。

疗效：二诊，患者诉服药后诸症均明显减轻，大便稍稀，舌淡红、苔薄白，脉细弦。在上方基础上，山栀子减为5克，继服5剂，诸症缓解。

3.肝肾阴虚型

【临床表现】口苦，腰膝酸软，盗汗，心胸烦热，手足心热，伴失眠、神疲乏力，舌红、苔少，脉细弦或细数。

【治法】以滋阴疏肝为主。

【处方】滋水清肝饮加减，中成药可服六味地黄丸或知柏地黄丸。

【病案】寸某，女，72岁。失眠3年。近3个月来出现口苦，腰膝酸软，夜间出汗多，手脚心热，伴失眠、乏力，曾自服六味地黄丸，症状改善不明显。诊见：口苦，腰膝酸软，夜间出汗多，手脚心热，伴失眠、乏力，舌红、苔少，脉弦细。

处方：滋水清肝饮加减。牡丹皮、山茱萸、白芍、茯苓、熟地、地骨皮各12克，炒山栀子、柴胡、当归、玫瑰花各8克，山药、炒酸枣仁各15克，泽泻9克，浮小麦20克。

用法：水煎，分3次温服，每日1剂，共7剂。

疗效：二诊，患者诉服药后诸症均明显减轻，继服15剂，诸症缓解。

4.脾胃虚寒型

【临床表现】夜间口苦明显，白天口淡无味，渴不欲饮，或呕吐清水，胃脘冷痛，喜温喜按，神疲乏力，手足不温，大便稀溏，舌淡胖嫩、舌边有齿印、苔白滑或白腻，脉沉迟。

【治法】以益气温中为主。

【处方】香砂六君子汤合良附丸加减，中成药可服理中丸或香砂六君丸。

【病案】高某，女，65岁。有慢性非萎缩性胃炎病史20余年。近2个月来出现口苦，夜间明显，口淡无味，常流清涎，胃脘冷痛，喜温喜按，神疲乏力，手足不温，每日解稀便2～3次，曾自服参苓白术散，症状改善不明显。诊见：口苦，夜间明显，口淡无味，流清涎，胃脘冷痛，喜温喜按，神疲乏力，手足不温，每日解稀便2～3次，舌淡、苔微腻，脉沉细。

处方：香砂六君子汤合良附丸加减。黄芪20克，木香、陈皮、高良姜、干姜、炙甘草各8克，砂仁（后下）5克，党参15克，白术、茯苓、法半夏、炙香附、神曲各12克。

用法：水煎，分3次温服，每日1剂，共7剂。

疗效：二诊，患者诉服药后诸症均明显减轻，继服10剂，诸症缓解。

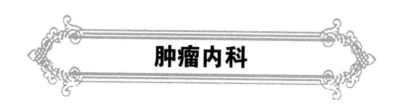

肿瘤内科

北京名中医治恶性肿瘤经验

吴显文，中国中医科学院西苑医院肿瘤科主任医师，教授，中国中医科学院及北京中医药大学硕士生导师。擅长放疗、化疗过程中及恶性肿瘤晚期的中医治疗，现将吴教授的治疗经验介绍如下。

一、病因病机

吴教授认为，肿瘤的形成与阳气虚、浊气生相关。健运中焦的提出源于李东垣《脾胃论·脾胃胜衰论》之"百病皆由脾胃衰而生也"。吴教授认为，肿瘤既已形成，病机演变复杂，《灵枢·百病始生》云："温气不行，凝血蕴里而不散，津液涩渗，著而不去，而积皆成矣。"因此总结出肿瘤的形成与阳气虚、浊气生有关。

二、辨证论治

以健运中焦为主，辨病与辨证相结合。因肿瘤的病机复杂，且化疗、放疗过程中病情变化较快，临床所见证型也复杂多变，故辨病是不可缺少的环节。将辨病与辨证相结合，既重视局部病灶的改善，又注意全身症状的改观，可最大限度地提高临床疗效。

根据不同治疗阶段加减用药，脾胃同治。肿瘤的疾病特点会随分期、治疗方式及治疗阶段的不同而变化，吴教授认为肿瘤的治疗皆应从中焦入手，根据疾病不同阶段的特点加减用药。凡中医辨证属脾肺气虚者，可用下方。

【处方】党参、炙黄芪、白花蛇舌草、炒山楂、炒神曲、炒麦芽、鸡内金各15克，茯苓10克，半枝莲8克，炒白术、炙甘草、麦冬、陈皮、当归、桔梗、牛膝、紫菀、款冬花各6克，柴胡、大枣各5克。

【用法】水煎，分3次服，每日1剂。

三、典型病案

王某，男，64岁。发现左肺上叶前段占位，查PET-CT提示左上肺前段纵隔胸膜下软组织结节，代谢增高，行手术切除，病理结果提示左肺上叶腺癌，1.5厘米×1.7厘米，侵犯纵隔胸膜，切缘阴性。术后因身体极度虚弱就诊，诊见：气短，乏力，双下肢酸软无力，不能站立，咳嗽痰多，食欲差，心悸胸闷，口干口渴，不欲饮水，小便黄，睡眠差，舌淡红、苔薄白，脉细弱。复查CT提示左肺上叶切除术后，双肺炎症，心包积液，双侧胸腔积液。

【西医诊断】左肺上叶腺癌。

【中医诊断】肺积（肺脾气虚，饮停胸胁）。

【治法】运化中焦，宣肺止咳化痰，兼以清热解毒。

【处方】党参、炙黄芪、白花蛇舌草、炒山楂、炒神曲、炒麦芽、鸡内金各15克，茯苓10克，半枝莲8克，炒白术、炙甘草、麦冬、陈皮、当归、桔梗、牛膝、紫菀、款冬花各6克，柴胡、大枣各5克。

【用法】水煎，分3次服，每日1剂，共14剂。

【疗效】二诊：患者乏力、咳嗽、胸闷、食欲差较前均有缓解，效不更方，继续服药1个月后患者能自主行走，饮食可，咳嗽、气短较前明显缓解，仍有间断干咳。复查CT提示双肺慢性炎症，未见明显胸腔积液及心包积液。此后患者继续门诊随诊，长期口服中药治疗，随访未见肿瘤复发转移。

北京名老中医治原发性肝癌经验

郁仁存，教授，首都医科大学附属北京中医医院中西医结合肿瘤专家，潜心研习中西医结合治疗恶性肿瘤50余年。现将郁老治疗原发性肝癌的辨证思路及其临床经验介绍如下。

一、病因病机

肝癌，在中国古代文献中并没有明确记载，现代大多根据其主要症状将其归属于"症瘕""积聚""脾积""肝积""臌胀""黄疸""胁痛"等。郁老主张衷中参西，综合分析，提出了肿瘤发病的"内虚学说"，指出肝癌发病主要是由于正气亏虚、外感疫毒，引发机体阴阳失衡，气血不和，加之情志失调，肝失疏泄，气滞血瘀，积聚于胁下，最终发为癌毒。

二、辨证论治

1.肝郁气结型

【临床表现】胁肋胀痛，急躁易怒，胸闷不适，舌暗红、苔薄白，脉弦或弦细。

【治法】疏肝解郁，行气散结。

【处方】柴胡、陈皮各12克，白术、茯苓、山药、川芎、香附、枳壳、白芍各10克，甘草5克。肝郁尤甚者，加莱菔子、厚朴各10克；血虚面色苍白，舌淡、苔白，脉细者，加山茱萸10克。

【用法】水煎，分3次服，每日1剂。

2.气滞血瘀型

【临床表现】胁肋刺痛，夜间尤甚，胁肋下可触及肿块，舌暗红、有瘀斑或瘀点、苔白，脉弦或弦涩。

【治法】行气活血，化瘀消积。

【处方】当归、桃仁、红花各10克，五灵脂、川芎、牡丹皮、赤芍、乌药各8克，延胡索、香附、枳壳、甘草各5克。疼痛固定明显者，加徐长卿10克；舌紫暗，脉涩者，加土鳖虫10克。

【用法】水煎，分3次服，每日1剂。

3.湿毒热结型

【临床表现】头目黄染，烦躁易怒，口干口苦，胁肋胀痛，皮肤瘙痒，舌红或暗红、苔黄，脉弦滑或滑数。

【治法】清热利湿，泻火解毒。

【处方】金钱草、姜黄、牡丹皮、山栀子、茵陈各12克，柴胡、八月扎、五味子、板蓝根各10克。腹胀有腹水者，加木香、厚朴各10克，泽泻、白术、茯苓、猪苓、车前子（包煎）、车前草各8克，肉桂5克；毒甚者，加蚤休、白花蛇舌草各10克。

【用法】水煎，分3次服，每日1剂。

4.肝肾亏虚型

【临床表现】面色黧黑，低热汗出，口燥咽干，胁肋隐痛，心烦，手足心热，或腹胀如鼓，舌红、苔少，脉弦细滑或弦细数。

【治法】滋阴清热，养血柔肝。

【处方】鳖甲（先煎）15克，生地12克，牡丹皮9克，青蒿、知母各6克。阴虚腰膝酸软者，加熟地、山茱萸各10克；气虚气短懒言，易疲劳者，加黄芪、白术、山药各10克；虚热明显者，加地骨皮、银柴胡各10克。

【用法】水煎，分3次服，每日1剂。

三、体会

在中医辨证论治肝癌的过程中，肝气郁结、气滞血瘀临床上多见于早期，气滞血瘀、湿毒热结常见于中晚期，肝肾亏虚则多见于晚期，但是临床上各种证型之间往往复杂多变又相互交叉，变证、并发症很多，所以郁老在辨证论治中也常常强调不可拘泥于理论，应该学会灵活变通，抓住主要矛盾，对症治疗，针对不同的病机辨证加减用药。郁老认为，肝癌晚期患者由积聚致气机阻滞，加之气血不足，水液代谢和运行受阻，从而形成腹水，临床上以四苓散利水的同时常常加用木香、厚朴等理气药，取气行水自行之意。腹水根据其临床表现又分为阴水和阳水，阴水症见腹水的同时，兼有食少便溏、四肢不温等脾肾阳虚症状，郁老喜用肉桂、真武汤加减以温阳利水；阳水症见腹水兼有口干、大便秘结、小便短赤等实证，郁老常以已椒苈黄丸加减以泻热逐水、通利二便。

神经内科

河南名医治血管痉挛性眩晕经验

李鲤，河南省中医院主任医师，教授。擅长运用中医综合辨治法治疗心脑血管疾病、肝胆病、痿证、阿尔茨海默病等内科疑难杂病。现将李老用自拟的消痰定眩饮治疗血管痉挛性眩晕的经验介绍如下。

一、病因病机

血管痉挛性眩晕常继发于中老年高血压病及心脑血管硬化，而青年人工作压力过大，精神紧张，烟酒过量也常有之。本病轻者闭目即止，重者天旋地转目不可睁，甚则恶心呕吐不能站立。李老在数十年的临床实践中创立了"消痰定眩饮"，用此方治疗本病取得满意效果。

二、辨证论治

【处方】茯苓、钩藤（后下）、白芍各20克，炒山楂、炒神曲、炒麦芽、郁金、白菊花、葛根各15克，天麻12克，陈皮、清半夏各10克，白僵蚕、全蝎、蔓荆子各8克。痰火明显，头痛烦躁，面红耳赤，舌红、苔黄，脉弦数者，加竹茹12克，山栀子、黄芩、胆南星各8克；有血瘀征象，症见头痛固定不移，舌暗有瘀斑、苔白，脉涩者，加丹参15克，红花、当归各12克，桃仁8克。

【用法】水煎，分3次服，每日1剂。

三、体会

本病属中医"眩晕"的范畴，《丹溪心法·头眩》有"无痰则不作眩"及"治痰为先"之说，《黄帝内经·素问》有"诸风掉眩，皆属于肝"之论。李老根据数十年临床实践经验，总结认为本病多为脏腑功能失调，水谷精微失于布散，痰浊内阻为先，或暴怒气上，因气而动；或因情志不畅而动，肝郁化火，因火而动；或因季节变化而动，起居不慎，外风引动内风，因风而动，三者均可使痰浊之邪随之上犯于脑而发眩晕。临床治疗强调以调理脾胃、化痰熄风为主，以平肝清肝、除风为辅，"消痰定眩饮"一方，充分体现了李老这一观点。方中天麻、白僵蚕、郁金、全蝎祛痰通络熄风，清半夏、陈皮、茯苓、炒山楂、炒神曲、炒麦芽健脾胃、化痰湿，以绝痰湿之源，钩藤、白芍、白菊花、葛根、蔓荆子平肝清肝、熄风除风。诸药合用共奏调脾胃、除痰湿、平肝清肝、通络熄风之效。李老嘱将上方制成丸散之剂，长期服用，常可收到防止复发之效。

甘肃名老中医治帕金森病经验

李妍怡，甘肃省中医院脑病科主任医师，教授，博士生导师，全国名老中医，全国老中医药专家学术经验继承工作指导老师。从事中西医结合内科临床、教学、科研工作30多载，临床经验丰富，辨治疑难杂病常独辟蹊径，取得良效。李教授结合老年颤证的发病特点，坚持辨证论治。现将李教授治疗老年颤证的经验介绍如下。

一、病因病机

老年颤证属"颤证""震颤"等范畴。老年颤证相当于现代医学的帕金森病及帕金森综合征，是以肢体震颤、少动、拘挛、项背僵直为主要表现的慢性疾病。李教授认为，老年颤证的病变性质为本虚标实，以肝肾亏虚、气血亏虚为本，在本虚基础上形成风、火、痰、瘀等病理改变，表现为震颤、僵直、手足徐动、行动徐缓等。中老年以后，肝、肾、脾渐衰，精、气、血渐亏，筋脉失于濡养，虚风内动，虚火内生，兼加痰湿内蕴，五志化火，形成风、火、痰、瘀而进一步加重病情。李教授根据老年颤证的病程发展，将本病分为肝肾阴虚、气血亏虚、痰热动风等常见证型，治法多采用滋补肝肾、益气养血、清热化痰、活血化瘀等法。

二、辨证论治

1.肝肾阴虚型

【病因病机】摄身不慎或患病日久，肝肾阴虚，精血亏耗，上不能荣脑，外不能灌溉四肢，经脉失养。

【临床表现】四肢震颤，日久不愈，拘急强直，头晕目眩，耳鸣目糊，腰膝酸软，肢体麻木，心胸烦热，手足心热，大便秘结，舌红、苔少，脉弦细。

【治法】补益肝肾，滋阴熄风。

【处方】六味地黄汤加味。

【病案】张某，男，69岁。四肢震颤8年，曾在当地医院诊断为帕金森病，服用多巴丝肼片、吡贝地尔缓释片，症状仍时有波动。诊见：四肢不自主震颤、以双上肢明显，情绪急躁时震颤加重，精神不振，反应迟钝，头晕耳鸣，腰酸乏力，食可，睡眠差，大便秘结，小便频数，舌暗、苔少，脉细数。

西医诊断：帕金森病。

中医诊断：颤证（肝肾阴虚）。

处方：熟地、当归、川芎、夜交藤各15克，山药、牡丹皮、生龙骨（先煎）、生牡蛎（先煎）、珍珠母（先煎）各12克，山茱萸、泽泻、枸杞子、白芍、五味子、白僵蚕各8克，茯苓20克。

用法：水煎，分3次温服，每日1剂。

疗效：以上方加减治疗半年余，患者四肢震颤显著减轻，各症减轻，美多芭和吡贝地尔缓释片用量减少，生活质量明显改善。

2.气血亏虚型

【病因病机】年老久病，脾胃虚弱，气血生化乏源，气血亏虚，血虚生风，虚风扰络。

【临床表现】多见神呆懒言，面色少华，肢体震颤、程度较重，项背及肢体强直，行动迟缓，行走不稳，动则气短乏力，头晕眼花，自汗、动则尤甚，心悸健忘，皮脂外溢或口角流涎，舌胖边有齿痕、质暗淡、苔薄白或白腻，脉细无力或沉细。

【治法】益气养血，熄风止颤。

【处方】四物汤加减。

【病案】朱某，男，66岁。右侧上下肢活动不利，偶有震颤3年。曾在某医院诊断为帕金森病，服用美多芭后症状缓解不明显。诊见：右侧肢体酸软乏力，活动不利，食欲不振，神疲乏力，口角流涎，易疲倦，舌淡胖，脉沉细。

西医诊断：帕金森病。

中医诊断：颤证（气血亏虚）。

处方：熟地、当归、党参、白芍各12克，黄芪15克，川芎、法半夏、陈皮、天麻、白僵蚕、炙甘草各8克，全蝎3克，珍珠母（先煎）20克。

用法：水煎，分3次温服，每日1剂。

疗效：以上方加减服20剂后，患者肢体酸软乏力、食欲不振、口角流涎明显好转，仍有轻微震颤。继续服用中药治疗，病情稳定。

3.痰热动风型

【临床表现】神呆懒动，形体稍胖，头胸前倾，头或肢体震颤尚能自制，活动缓慢，胸脘痞满，口干或多汗，头晕或沉，咯黄痰，食欲不振，夜眠多梦，小便短赤，大便秘结，舌红或暗红、苔黄或黄腻，脉细数或弦滑。

【治法】清化痰热，平肝熄风。

【处方】导痰汤合天麻钩藤饮加减。

河南名中医治顽固性头痛经验

刘学勤，主任中医师，教授，硕士生导师，开封市中医院名誉院长，第二、第四批全国老中医药专家学术经验继承工作指导老师，全国中医糖尿病重点专科导师。从事中医临床、教学、科研工作近50年，学识和经验丰富。现将刘老治疗顽固性头痛的经验介绍如下。

一、病因病机

本病属中医学"偏头痛""头痛""头风"的范畴。刘老认为，顽固性头痛多为七情所伤或大病久病之后脏腑功能失调所致，五脏中尤其与肝关系密切，肝为五脏之一，体阴而用阳，七情内伤，郁怒皆能伤肝，伤肝者，肝阴不足，肝阳偏亢，或肝气郁滞，久郁化火上扰清空而为头痛。如古籍中有相关记载："巅顶之上，惟风可到。"《黄帝内经》亦云："诸风掉眩，皆属于肝。"

二、辨证论治

【处方】当归、白芍、夏枯草各12克，黄芩、白蒺藜各10克，柴胡、姜半夏、防风、辛夷花（包煎）各8克，苍耳子6克，细辛、全蝎各2克。疼痛剧烈者，加蜈蚣3克；前额及眉棱骨痛者，加葛根15克；两侧太阳穴痛者，黄芩、柴胡各加至12克；巅顶痛者，加吴茱萸10克；头痛如裹者，加苍术、独活各10克；失眠者，加炒酸枣仁、夜交藤各12克；痰湿头痛、头重者，加陈皮、天竺黄、胆南星各10克；瘀血头痛，痛有定处者，加丹参、桃仁、红花各10克；肝阳亢盛，头胀欲裂者，加天麻、白菊花、钩藤（后下）各10克，石决明20克；口苦心烦者，加炒山栀子10克；气虚气短乏力者，加黄芪、太子参各15克；血虚面色苍白者，加生地15克，当归加至15克。

【用法】水煎，分3次服，每日1剂。

三、典型病案

吕某，女，62岁。患者头痛38年，加重1周就诊。产后5天，汗出受风，左侧太阳穴疼痛，继而全头疼痛，疼痛难忍，痛状实难形容，恶心，呕吐，甚至吐出胆汁。来诊时头戴三层帽子，内层为布帽，中层为毛线帽，外层为棉帽，伴口苦、异味、鼻塞，失眠等，舌淡暗、苔黄白根厚焦燥，脉弦细。

【治法】平肝祛风，化瘀通络。

【处方】上方加白芷、川芎各10克。

【用法】水煎，分2次温服，每日1剂，共3剂，嘱其避风寒。

【疗效】服药后头痛缓解，眠食皆好，效不更方，继服6剂后头痛已去大半，鼻窍通，口苦愈，头部仅戴一顶毛线帽。再继服6剂，头痛痊愈，嘱其又再服6剂，隔日1剂，巩固疗效，防止复发。

四、体会

本案患者头痛较重，时间长，当属"头风"。因热生燥，故始终取小柴胡汤之意，一则引经，二则和解，三则清热去燥，与诸多祛风、通络、化瘀、通窍之品联合使用。方中柴胡、白芷、细辛辛散理气，一走少阳，一走阳明，一走少阴，且柴胡可载药上浮，直达头面；白芷性善上行而散风邪；细辛祛风散寒，现代药理研究证实，小剂量水煎服有镇痛作用。川芎辛温味薄而气雄，功擅疏通，能行血中之气，祛血中之风，上行头目之巅而通络，为治头痛之要药；姜半夏燥湿化痰，降逆止呕；夏枯草祛肝风，通经络，行肝气，开肝郁，止筋骨疼痛、目珠痛。白蒺藜、苍耳子平肝祛风；黄芩清肝热；白芍敛阴以防辛散太过，又有缓急止痛之长。当归养血活血，通络止痛，此乃"治风先治血，血行风自灭"之理。全方疏散风寒之中兼有通络祛瘀之长，通达气血之内又寓通窍之功。

刘老认为，顽固性头痛多因外感风寒，治疗不当或不彻底，风邪留恋未去，潜伏机体，阻滞经络，迁延日久，又多责之于肝脾脏腑功能失调，遇气候冷热或情志刺激而诱发。临床症见头痛时作时止，痛处不定，发则疼痛剧烈，甚或目不能开，或跳痛难忍。治疗多以祛风为主，风药自能取效，如痛在头后部，下连于项与太阳经有关，可用羌活、蔓荆子；痛在前额部及眉棱处与阳明经有关，可用白芷、葛根；痛在头之两侧，并连及耳部与少阳经有关，可用柴胡、川芎，二药一寒一热，应区别用之；痛在巅顶部位，或连于目系，与厥阴经有关，可用吴茱萸、藁本。临证还应注意药量宜轻。

国医大师治三叉神经痛经验

卢芳，哈尔滨市中医医院主任医师，国医大师，黑龙江省名中医，全国老中医药专家学术经验继承工作指导老师。现将卢老治三叉神经痛的经验介绍如下。

一、病因病机

三叉神经痛是现代医学病名，其发病部位和发作性疼痛的特点，类似于中医学的"面游风""齿槽风""厥头痛"等病。古人云，高巅之上，惟风可到。因此，可以认定本病的主要病邪是风邪。临床治疗三叉神经痛，遵循新病，由外邪引起者，以疏风为主；久病，由痰火血瘀所致者，以清热、涤痰、活血为主。

通过病例分析得知，三叉神经痛者，风火型占全部病例的68%，风寒型占9%左右，血瘀型约占23%。血瘀型三叉神经痛为风火型和风寒型的延续，久治不愈形成血瘀。

二、辨证论治

1.风火型

【临床表现】疼痛畏惧风热刺激，疼痛呈现火烧或电击样，多在明显扳机点。可伴有面红目赤，心胸烦热，手足心热，口燥唇裂，心烦易怒，大便秘结，小便黄等。此型舌诊特别重要，多有舌边尖色红，舌质干、少津，舌苔黄腻等热证舌象，脉象多见弦滑或略数。

【治法】以疏风泄热为主，佐以活络止痛。

【处方】川芎20克，生石膏25克，白菊花10克，水牛角15克，胆南星8克。一支疼痛者，加蔓荆子20克；二支疼痛者，加薄荷（后下）10克；三支疼痛者，加黄连8克；一支、二支、三支联合疼痛者，加柴胡10克。

【用法】水煎，分3次服，每日1剂。

2.风寒型

【临床表现】三叉神经痛加寒的症状，多在秋冬季节发病，疼痛多由冷风刺激诱发，疼痛发作时畏冷，多呈掣痛，可伴有面色苍白，手足不温，大便稀溏，小便清长，舌淡嫩、苔薄白，脉沉迟等。

【治法】以温经散寒为主，佐以活络止痛。

【处方】荜茇15克，细辛2克，川芎15克，制附子（先煎）6克，苍耳子9克。一支疼痛者，加防风12克；二支疼痛者，加高良姜9克；三支疼痛者，加藁本10克；一支、二支、三支联合疼痛者，加白芷20克；恶心、食欲不振者，加法半夏9克；身畏风寒者，加羌活12克。

3.血瘀型

【临床表现】可见三叉神经痛加血瘀的症状，如疼痛部位固定，疼痛呈刀割样或针刺样，往往日轻夜重。舌紫暗、有瘀斑或瘀点，也可有目环暗黑或肌肤甲错等血瘀征象。疼痛发作时喜揉搓面部，因长期反复揉搓，疼痛部位皮肤粗糙或流血结痂。本型多数由风寒型或风火型多年不愈，痛久入络所致，因此，血瘀型的另一个特点是病史较长。

【治法】活血通经，化瘀止痛。活血当分寒热、勿忘治气、宜辨虚实。

【处方】川芎20克，地龙、白僵蚕、炙水蛭各10克，蜈蚣2条，全蝎4克。一支疼痛偏热者，加蔓荆子20克，偏寒者，加荜茇20克；二支疼痛偏热者，加薄荷（后下）10克，偏寒者，加高良姜10克；三支疼痛偏热者，加黄连4克，偏寒者，加藁本10克；一支、二支、三支联合疼痛偏热者，加柴胡15克，偏寒者，加白芷20克；舌苔薄黄者，加胆南星8克；兼气郁者，加姜黄15克；兼气虚者，加黄芪25克。

【用法】水煎，分3次服，每日1剂。

山东名中医治失眠经验

王中琳，主任医师，教授，医学博士，硕士生导师，山东省高层次优秀中医临床人才学科骨干。从事内科临床工作20余年，医术精湛，学识渊博，对经方时方的运用有独特见解，擅长运用中医治疗各种脑病及内科杂症。现将王教授治疗失眠的经验介绍如下。

辨证论治

王教授认为，失眠一症，切对病机，随症加减，方能取得良效。临床上肝气亏虚、心肾阳虚、肺虚肝郁所致的失眠皆很常见，治疗时应根据病情因人制宜，灵活处方。

1.肝气亏虚型

【病案】刘某，女，56岁。自诉失眠2年余，曾服中药和西药治疗，效果不明显。诊见：入睡困难，甚则彻夜难眠，夜间惊恐不安，伴面色晦暗，神疲乏力，头晕，视物模糊，胁痛隐隐，胸闷不适，咽中如有物阻，汗出，耳鸣，干呕，食欲差，舌淡、苔薄白，脉沉细弦。

处方：代赭石、浮小麦各15克，升麻12克，乌梅10克，钩藤（后下）9克，旋覆花（包煎）、天麻、瓜蒌、茯苓、茯神各8克，桂枝6克，干姜、黄连、法半夏各5克，五味子、竹叶各3克。

用法：水煎，分3次服，每日1剂。

疗效：服7剂后睡眠较前有所改善，诸症悉减。上方去天麻、钩藤，加紫苏叶、紫苏梗、厚朴各15克，7剂。后随诊，疗效明显，继服7剂，诸症消除。

分析：此案患者肝气亏虚，致神魂不安，引发失眠。治宜大补肝气。本方出自《辅行诀脏腑用药法要》。该篇记载肝气虚之人常有惊恐，眠息不安，并提出："大补肝汤，治肝气虚"。本方配合小陷胸汤宽胸散结，浮小麦益气除热，乌梅酸涩生津，诸药合用，共达大补肝气，安神定魂之功效。

2.心肾阳虚型

【病案】郑某某，女，62岁。眠差半年余。入睡困难，梦多易醒，形寒肢冷，精神不振，心烦惊悸，腰膝酸软，夜尿频，舌淡、苔白，脉沉。

治法：温补心肾。

处方：生龙骨（先煎）、生牡蛎（先煎）、磁石（先煎）、夜交藤各20克，龟板（先煎）15克，巴戟天、茯苓各10克，砂仁（后下）、白术各8克，桂枝、制附子（先煎）各6克，炙甘草5克。

用法：水煎，分3次服，每日1剂。

疗效：服药7剂后诸症减轻，上方加益智仁、桑螵蛸各8克，7剂。后随诊，睡眠较前明显改善，效不更方，继服7剂，基本痊愈。

分析：本案患者乃心肾阳虚，致阴阳失调，阴不敛阳，心神浮越则夜卧不眠；心肾不交，阴不制阳，虚火亢动于上，心神不安而致失眠。此方心、脾、肾三阳并补，以补心肾为重；温阳药同潜阳药、补阳药与补阴药并用，阴阳并补，而以补阳为主，具有温阳、育阴、潜阳和交通心肾的功效。

3.肺虚肝郁型

【病案】张某某，男，14岁。患者半年前考试压力大致入睡困难，梦多，易醒，每于凌晨3～5点自醒，醒后难以再入眠，昼日头胀头沉，倦怠乏力，胁肋胀痛，心烦易怒，思虑多，善忘，气短，口苦，食欲差。近半年出现脱发症状，以巅顶明显，舌淡红、苔薄白，脉弦细。

治法：补肺疏肝。

处方：酸枣仁、白芍、桑白皮各30克，黄芪20克，熟地、夏枯草、茯苓、茯神各15克，党参、紫菀、川芎各12克，五味子、蝉蜕（包煎）各9克，炙甘草6克。

用法：水煎，分3次服，每日1剂。

疗效：服药7剂后睡眠较前明显改善，醒后可再入睡，诸症皆有减轻。二诊：上方去蝉蜕，加侧柏叶15克，继服2周，痊愈。

分析：此例患者为寅时失眠，多有悲伤、忧愁、多虑、恐惧等情志内伤病史。同身经气寅时始于肺经，丑时终于肝经。丑时血液推陈出新，肝将新鲜血液传输给肺，遍布全身。肺藏魄，肝藏魂，若肺精不足，肝气不调，则导致魂魄不安，故寅时易醒，中医认为寅时失眠宜从肺、肝论治。本方配合柔肝疏肝、安神之品，药证相合，自然收效甚著。

国医大师治失眠经验

颜德馨（1920—2017年），教授，国医大师。德艺双馨，医术精湛，在用中医药治疗疑难顽症方面独具匠心，颇有建树，尤其在治疗失眠方面具有丰富的学识和经验，且疗效卓著。现将颜老治疗失眠的经验介绍如下。

一、病因病机

颜老认为，失眠多为情志不遂，肝失条达，疏泄不能，气机郁结，肝用太过，魂不入肝所致。气结不舒，郁久化热，所谓气有余便是火，火扰心神，失眠更为严重。气滞日久，血运不畅，则血停凝瘀，或郁火灼络，煎熬血液，均可导致经络痹痹，心神失养，睡眠愈发不安。一方面郁火炽盛，则伤气耗血；另一方面脉络痹阻日久，则阻碍新生，气血化生无力，导致气血两虚，心神失养愈甚，失眠经年不愈。

二、辨证论治

1.肝郁气结型

【临床表现】失眠，精神抑郁，情绪不宁，胸部满闷，胁肋胀痛、痛无定处，善太息，舌苔薄，脉弦。

【治法】疏肝理气，解郁宁神。

【处方】柴胡、山栀子、牡丹皮各12克，茯苓、白术、生姜、灯心草、竹叶、女贞子各8克，当归、白芍、龟板（先煎）各10克，甘草、薄荷（后下）各6克。

【用法】水煎，分3次服，每日1剂。

2.气郁化火型

【临床表现】失眠，头晕头胀，心烦易怒，目赤耳鸣，口干而苦，便秘尿黄，或痰黄口臭，舌红、苔黄，脉弦而数或滑数。

【治法】疏发气机，清肝泻火，重镇安神。

【处方】柴胡、黄芩各12克，桂枝、茯苓、大黄各5克，法半夏6克，大枣6枚，生姜、生龙骨（先煎）、生牡蛎（先煎）、代赭石（布包先煎）各8克，党参10克，莲子心、竹叶各9克。

【用法】水煎，分3次服，每日1剂。

3.气滞血瘀型

【临床表现】失眠，头痛胸痛，或胁部刺痛，目眶鳖黑，面长褐斑，舌暗红或有瘀点、瘀斑，或舌下脉络迂曲、延长、怒张，脉涩或细。

【治法】疏肝理气，活血祛瘀，养血安神。

【处方】桃仁、柴胡各12克，红花、当归、生地、牛膝各9克，熟地、川芎、桔梗、赤芍、枳壳各10克，甘草6克，磁石（先煎）15克。大便质烂者，去生地，加苍术9克。

【用法】水煎，分3次服，每日1剂。

4.气血两虚型

【临床表现】失眠，心悸健忘，胆怯易惊，神疲食少，头昏目眩，面色少华，气短自汗，肢体倦怠，舌淡、苔薄，脉细。

【治法】益气补血，健脾养神，柔肝疏肝。

【处方】白术、当归、茯苓、炙黄芪、桂圆肉、远志、炒酸枣仁、党参各12克，木香8克，炙甘草5克，夜交藤、柏子仁各10克。

【用法】水煎，分3次服，每日1剂。

三、典型病案

黄某，女，29岁。因工作压力大失眠1年余。自诉彻夜难眠，每晚睡眠不足2小时，且多梦。白天倦怠无力，思虑多，心烦，畏寒，食欲可，二便调，月经后期，面色偏白，舌胖嫩而淡、苔薄白，脉细。

【诊断】不寐（属素体不足，劳伤心脾，气血两虚）。

【治法】益气补血，健脾养神，柔肝疏肝。

【处方】夜交藤、合欢皮各30克，柏子仁20克，黄芪、党参、当归、白术、茯苓、酸枣仁各15克，石菖蒲9克，远志、木香各6克（后下），黄连3克。

【用法】水煎，分3次服，每日1剂，共7剂。

【疗效】二诊：服药后诸症减轻，效不更方，再服7剂。随访病情未见反复。

四、体会

中医认为，忧愁思虑则伤心，过思则伤脾。以上病案患者由于工作压力大，情志不舒，肝气郁结，劳伤心脾。心伤则心血暗耗，心神失养，心神不宁；脾伤则脾气虚衰，精微不化，气血无源。治宜健脾益气，养心安神。因此，方中首选黄芪、党参、白术、茯苓健脾益气、振奋中阳；石菖蒲、远志、夜交藤、合欢皮、柏子仁、酸枣仁化痰开窍、养血安神；木香、当归疏肝理气、行气活血；黄连清心泄火、安神定志。

浙江名医治老年性眩晕经验

洪善贻，宁波市中医院主任中医师，浙江中医药大学兼职教授，浙江省名中医，第三批全国老中医药专家学术经验继承工作指导老师，享受国务院特殊津贴专家。从事临床工作50年，尤擅长治疗老年疾病、肿瘤及消化科疾病。现将洪老多年来治疗老年性眩晕经验介绍如下。

一、病因病机

眩晕是以头晕目眩、视物运转为主要表现的病证，多见于西医的内耳性眩晕、颈椎病、高血压病、脑动脉硬化、贫血等疾病。眩晕在老年性疾病中较为常见。中医学认为，眩晕的病因无外虚实两端，涉及肝、脾、肾三脏。情志不畅、年高肾亏、病后体虚、饮食不节、跌扑损伤、瘀血内阻均可导致眩晕的发生。

洪老认为，老年性眩晕乃因虚致瘀，因瘀生风，属"内风"的范畴，故而治疗上以活血祛瘀、柔肝熄风为法，用自拟方"川芎葛根汤"加减。洪老使用川芎葛根汤治疗老年性眩晕，辨证要点为眩晕反复发作，甚则有旋转感，头颈活动时易发，可伴恶心呕吐，或伴项强，肩臂胀、麻、痛等，唇色暗，舌淡暗或暗红、苔薄白，脉细弦。

二、辨证论治

【处方】葛根30克，川芎、赤芍、地龙各10克，炒白芍、丹参各15克，炒甘草6克。眩晕较甚者，加天麻、钩藤（后下）各10克；兼恶心呕吐者，加姜半夏、陈皮各10克；项臂麻痛者，加鸡血藤15克、威灵仙10克。

【用法】水煎，分3次服，每日1剂。

三、典型病案

杨某某，女，68岁。头晕已近2个月，颈椎CT提示第5～6颈椎骨质增生，头颅多普勒超声检查提示椎基底动脉供血不足。经西药治疗，症状无明显改善。眩晕低头则作，时有四肢麻木，舌暗红、苔薄白，脉细弦。

【治法】柔肝活血熄风。

【处方】川芎、地龙各10克，葛根、丹参、威灵仙各15克，炒白芍、钩藤（后下）各12克，赤芍、牛膝各8克，甘草5克。

【用法】水煎，分3次服，每日1剂，连服7剂。

【疗效】患者复诊，头晕明显好转，肢体麻木也明显减轻，舌脉同前。原方继服7剂，诸症愈。随诊3个月未见复发。

山东名医治中风先兆经验

孙西庆，山东省中医院神经内科主任医师，教授，对神经内科疾病的治疗有独到的见解，现将孙教授的治疗经验介绍如下。

一、病因病机

中风先兆又名"小中风""小卒中"，是患者突然出现的与中风病有密切联系的临床综合征。中风先兆可突然起病，变化多端而速疾，虽该病的发生和进展正如中风病"如矢石之中的，若暴风之疾速"的特点相似，但临床症状又可在短时间内迅速缓解，且无后遗症。

中风先兆相当于西医的短暂性脑缺血发作，该病是发病率较高的缺血性脑血管病，也是脑梗死的危险预警，临床表现主要取决于所累及的血管，有颈内动脉系统及椎-基底动脉系统的不同，其颅脑影像检查多未见明显异常。

中风先兆究其根本，则是肝肾不足等致气血逆乱而出现内风，引动素有之痰浊、瘀血阻塞清窍、经脉。中风先兆患者多常年体弱，久病难愈，正气渐亏，并有肝肾不足，气血两亏，加之素有瘀血痰浊内停，在内伤积损的基础上，复因劳逸失调、情志不遂、饮酒饱食或外邪侵袭，引起内风旋动，使血随气逆，夹痰夹瘀，横窜脉络，从而发生眩晕、麻木诸症。

孙教授认为，该病病机主在气血失调，化生内风。气血失调致风动于内，恰遇诱因触动，如情绪刺激、饮食劳倦等，正气不能抗邪，致风行于血脉中，引动素有之痰浊、瘀血，使之随逆乱之血横行于周身血脉，所结之凝块可扰动清窍，阻塞经脉，即出现如眩晕或肢体麻木、无力等中风先兆症状。诱因消除，因正亏不甚，风势渐减，痰浊、瘀血逐渐失去动因，所结凝块逐渐减小甚或消散，清窍复明，经脉再通。中风先兆忽发忽止、变化多端的症状表现，符合风邪致病的特点。风者善行而数变，风贯穿于小中风起病、加重、缓解的全过程。

二、辨证论治

【治法】熄风化痰，调气活血。

【处方】桃仁、川芎、当归、赤芍、桂枝各10克，红花、川牛膝各9克，柴胡7克，炒枳实、熟地各12克，茯苓、葛根各20克，桔梗6克，山楂15克。

【用法】水煎，分3次服，每日1剂。

三、典型病案

王某，女，46岁。右侧肢体无力4个多月。患者4个月前突发右侧肢体无力、右手不能持物，于当地医院就诊，诊断为短暂性脑缺血发作，近4个月上述症状仍常反复发作，无明显缓解。诊见：阵发性右侧肢体无力，发作时右手不能持物，无麻木，持续半小时左右症状可缓解。畏寒，可食凉，汗多，时有烘热感，纳寐可，二便调。舌暗、苔薄黄、脉沉。

【诊断】中风先兆。

【治法】调气，活血，熄风。

【处方】桃仁、川芎、赤芍各10克，红花、柴胡、川牛膝各9克，枳实、当归、荆芥、防风各12克，桔梗6克，山楂、桂枝、白术、五加皮、天麻、淫羊藿、石菖蒲、牡丹皮各15克，炙甘草5克，砂仁8克。

【用法】水煎，分3次服，每日1剂。

【疗效】服药2周，效佳，患者自觉肢体无力症状基本消失，汗出减少。原方加三七粉3克，继服，随访未见复发。

四、体会

中风先兆急性期的治疗以调气、活血、熄风为主要原则，明确标本缓急，遵守"有是证，必用是药"的原则，根据病情随证选药。内风生成及气血失调是由肝肾亏虚、脏腑功能失调后气血逆乱所致，治疗当以滋补肝肾、调补气血、扶助正气为主，正气存内，邪不可干，故人平和，而度百岁。

全国名老中医治眩晕方

【处方】茯苓15克，法半夏、竹茹、陈皮、炒白术、当归、川芎各10克，枳壳12克，泽泻、天麻各8克，黄连、炙甘草各5克。目胀甚者，加钩藤（后下）、白蒺藜各10克；两头角胀甚者，加柴胡10克，黄芩8克；头痛甚者，加白芷、蔓荆子各10克；胸闷甚者，加瓜蒌壳、橘络各10克；脘痞甚者，加厚朴、佛手各10克；失眠甚者，加合欢皮、夜交藤各12克；心烦甚者，加炒山栀子6克，牡丹皮10克；口干舌红者，加女贞子、旱莲草各10克；头重脚轻者，加生龙骨（先煎）、生牡蛎（先煎）各15克。

【用法】先加约高于药面两横指的凉水浸泡药物30分钟，用武火煮沸后改文火再煎30分钟，倒出药液，再加入约高于药面一横指的凉水或热水，武火煮沸后改文火煎30分钟，倒出药液，混合2次所得药液，分3次于饭后30分钟温服，每日1剂。

【功效】清热化痰（饮），和胃通络，止眩。

【主治】痰热上扰、蒙闭清窍、阻滞脑络型头目昏眩。临床症见头痛，目胀，眩时欲吐，胸闷，脘痞，口干苦，心烦失眠，舌红、苔薄黄或黄腻，脉弦滑数等。西医的梅尼埃病可参考本方加减运用。

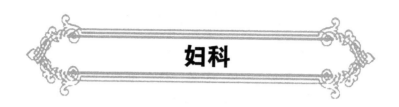

全国名老中医治绝经前后诸症经验

陈宝贵，主任医师，天津中医药大学教授，博士生导师，享受国务院特殊津贴专家，第三、第四批全国老中医药专家学术经验继承工作指导老师。陈老从医数十年，临床经验丰富。现将陈老治疗绝经前后诸症的经验介绍如下。

一、病因病机

更年期综合征属中医"绝经前后诸症"的范畴，依其临床表现的侧重点不同，又可归入"心悸""失眠""眩晕""头痛""脏躁""浮肿""崩漏"等范畴。陈老认为，绝经前后诸症的病因主要是更年期肾气渐衰，天癸枯竭，冲任衰退，精血不足，阴阳失衡，肾阴亏损，阳不潜藏，经脉失于濡养温煦，进而导致心肝功能紊乱。主要病机是肾阴亏虚，肾水匮乏致心火旺盛，肝失调达。肾阴不足，天癸将竭，阴虚内热，阴不维阳，虚阳上越，则潮热汗出；肾水不足，不能上济于心，心火独亢，热扰心神，心肾不交，则出现失眠健忘、月经紊乱、腰膝酸软、潮热多汗、心烦易怒等症，多为肝肾阴虚所致，故治疗以滋养肝肾为主；中老年女性患者多伴有脾虚肝郁的症状，故辅以健脾舒肝。

二、辨证论治

【处方】女贞子、旱莲草、炒白术、当归、白芍各12克，牡丹皮、茯苓、柴胡、香附各8克，炒山栀子5克，生姜3片，大枣6枚。伴口干口苦、便秘等症者，加大黄3克，枳壳10克，炒山栀子加至15克；伴失眠、心烦者，加合欢皮、酸枣仁各15克，五味子、淫羊藿各5克，石菖蒲10克，远志6克；伴汗出，情绪烦躁者，加生龙骨（先煎）、生牡蛎（先煎）各30克，香附15克；气短乏力者，加黄芪20克、党参10克。

【用法】水煎，分3次服，每日1剂。

三、典型病案

李某，女，52岁。因腰部酸痛、潮热、心烦半年、加重1周就诊。1年前开始月经无规律，经量时多时少，周期紊乱，伴食少，大便不成形，半年前开始出现腰酸，乏力，心烦易怒，潮热，时而周身汗出，舌淡红、苔薄黄，脉沉弦无力。

【西医诊断】更年期综合征。

【中医诊断】绝经前后诸症（肝肾阴虚）。

【处方】二至丸合逍遥散加减。女贞子、旱莲草、炒白术、当归、白芍、菟丝子、浮小麦各15克，牡丹皮、柴胡、茯苓、香附各10克，炒山栀子6克，生龙骨（先煎）、生牡蛎（先煎）各30克，生姜3片，大枣6枚。

【用法】水煎，分3次服，每日1剂，共7剂。

【疗效】复诊诸症减轻，但大便仍不成形，上方加山药15克，继服7剂，诸症明显好转。再继服28剂，诸症消失。

四、体会

女贞子、旱莲草补益肝肾，柴胡、当归、白芍疏肝柔肝，炒白术、茯苓、生姜、大枣健脾益气，香附、菟丝子活血益肾，浮小麦、生龙骨、生牡蛎敛汗养阴。诸药合用可补益肝肾、健脾疏肝，减轻女性更年期出现的症状。陈老临证喜用二至丸，对于症见头晕、目眩耳鸣、潮热汗出、面部潮红、心烦易怒、咽干鼻燥、腰膝酸软、月经量多，辨证为肝肾阴虚者，运用二至丸加减可明显改善患者症状。全方合用，共奏滋补肝肾、平肝潜阳之功，用于治疗肝肾阴虚型更年期综合征，收到良好效果。本病西医目前尚无特效药物，常用的激素替代疗法有潜在的致癌性，不能长期使用，且疗效欠佳。中医辨证施治，疗效稳定，副作用少，值得推广。

全国名老中医治盆腔炎方

【创方者】朱南孙。

【处方】蒲公英、红藤、败酱草、紫花地丁、延胡索各12克，续断、刘寄奴、桑寄生各8克，柴胡6克。腹痛甚者，加蒲黄（包煎）、血竭末、乳香、没药各10克；经行量多者，加茜草炭、海螵蛸、仙鹤草各10克；腰骶酸楚者，加杜仲、金毛狗脊各10克；带下量多者，加椿皮、芡实各10克；烦躁抑郁、经前乳胀者，加郁金、青皮、川楝子各10克；尿频者，加桑螵蛸10克；尿频涩痛者，加金钱草、车前子（包煎）各15克；失眠者，加夜交藤、合欢皮、茯神各12克。

【用法】加水适量，武火烧开后改文火慢煎半小时，煎煮2次，混合药液，每日早晚饭后半小时服，每日1剂，可连续服用2～3个月经周期。

【功效】清热化瘀，疏理冲任。

【主治】热瘀交结、冲任气滞型慢性盆腔炎、子宫内膜异位症或子宫肌腺病合并炎症性腹痛。临床症见下腹疼痛，痛连腰骶，劳累、性交、经期腹痛加重，或伴带下量多色黄，肢倦身重，低热起伏等，舌红或边尖瘀紫，脉弦数或弦涩。

全国名老中医治带下病方

【创方者】路志正。

1.白带过多

【处方】苍术、白术、陈皮、车前子（包煎）、柴胡各10克，薏苡仁、山药、茯苓各12克，炒荆芥穗9克，生龙骨（先煎）、生牡蛎（先煎）各15克，泽泻7克，甘草6克。头昏沉重，或头蒙不清者，去泽泻，加川芎、天麻各6克；少腹胀痛较甚，遇寒痛甚者，去车前子，加炮姜6克、乌药10克；伴面色萎黄，气短乏力，舌淡胖有齿痕者，乃脾气虚弱，加太子参12克，改甘草为炙甘草。

【用法】水煎，分3次服，每日1剂。

【功效】健脾燥湿止带。

【**主治**】脾虚湿盛型白带过多，临床症见带下量多或色白清稀，如涕如涎。

2.黄带过多

【**处方**】黄柏、川楝子各8克，芡实、车前子（包煎）、薏苡仁各12克，椿皮10克，泽泻7克，山药15克。带下色赤者，加鸡冠花12克、牡丹皮10克，以清热凉血。外阴瘙痒或有外阴湿疹、溃疡者，加用外洗方：苦参、马鞭草各30克，车前草20克，黄柏、蛇床子各15克，白矾10克。

【**用法**】水煎，分3次服，每日1剂。外洗方煮沸20分钟，先熏后洗，每日3次。

【**功效**】清热燥湿止带。

【**主治**】湿热型黄带过多。临床症见带下黄浊、腥臭，腰膝困重酸软，少腹坠胀，肢体倦怠，舌苔腻，脉滑。

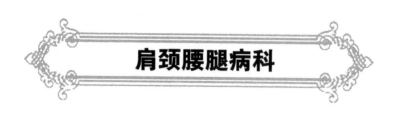

肩颈腰腿病科

名老中医巧用药袋治颈椎腰椎病经验

尹国文，名老中医，自拟通痹药袋方，用于治疗颈椎、腰椎病等，临床疗效确切。现将尹老的治疗经验介绍如下。

一、辨证论治

【处方】制川乌、制草乌、川芎、乳香、没药、当归、独活各30克，赤芍、桂枝、透骨草各20克，红花15克，威灵仙、天南星各60克。颈椎病加葛根20克，肩周炎加桑枝20克、姜黄15克，腰椎间盘突出症加杜仲20克，膝关节炎加白芷20克，足跟痛加牛膝25克。

【用法】将上述诸药与250克醋、100克白酒同放入铁锅内炒至半干，之后装入缝制的透气性好的白布口袋内，置于患处热敷，每次45分钟，每日2次；第2次热敷时将药袋放至蒸笼里蒸20分钟，取出后趁热敷患处。为防止散热过快，可在药袋上放置1个暖水袋。10日为1个疗程，一般以连续治疗3个疗程为宜。

【功效】温经散寒，通络止痛，活血化瘀，除湿涤痰。

【主治】颈椎病，肩周炎，腰椎间盘突出症，腰肌劳损，膝关节炎等。

二、典型病案

【病案一】刘某，女，68岁。颈项强直15年余，X线片提示颈椎骨质增生、骨质疏松。经多方治疗，效果不佳，按上方治疗，共用4剂，治疗2个疗程后痊愈，随访1年未复发。

【病案二】赵某，男，56岁。腰痛伴右下肢放射痛半年余，加重10

天。CT提示腰4～5、腰5及骶1椎间盘突出。经多方治疗，效果不佳，以上方治疗25日，腰痛及右下肢疼痛消失，后又治疗1个疗程以巩固疗效，半年后随访无复发。

三、体会

通痹药袋以局部热敷为主。外治宗师吴师机在《理瀹骈文》中的精妙心得可概括通痹药袋的遣方用药特点：必得通经走络，开窍透骨，拔病外出之品为引，而畏燥药、毒药；总要以猛药、生药、香药帅领群药开结散滞，直达病所，俾令攻决滋助，无不如志，一归于气血流通而病自已。药袋热敷不仅局部药物浓度高，还可借助热力开腠理、通毛窍，促进血液循环，增强局部组织的新陈代谢及营养，加速皮肤对药物的吸收，从而提高治疗效果。由于配伍得当，临床治疗中无皮肤过敏反应。

重庆名老中医治骨质疏松症经验

李寿彭，重庆大学附属三峡医院中医内科主任医师，第三批全国老中医药专家学术经验继承工作指导老师。李老治疗骨质疏松症经验丰富，现将其治疗经验介绍如下。

一、病因病机

李老认为，人体的衰老是一个长期渐进的过程，随着年龄的增长，以肾、脾为主的脏器组织功能逐渐衰退，当患者出现腰膝酸软，头晕目眩，少气乏力，遇劳加重等症状时，中医辨证属脾肾两虚，并与血瘀相互影响，促使骨质疏松症的发生和发展。

二、辨证论治

【处方】黄芪15克，熟地12克，山茱萸、山药、当归、骨碎补、丹参、杜仲、淫羊藿各6克。伴骨蒸潮热、虚烦盗汗者，加知母、黄柏各6克；伴咳嗽喘逆者，加麦冬、五味子各10克；伴眼睛干涩、视物不明者，加枸杞子、白菊花各10克；肢倦乏力者，加白术、太子参各10克；腰背疼痛剧烈者，加续断、白芍各10克，甘草6克。

【用法】用冷水浸泡药物15分钟，水煎3次，每次煎沸后用文火煎20分钟，共煎取药液600毫升，分早、中、晚3次温服，每次服150～200毫升，每日1剂。

三、典型病案

1.病案一

崔某，女，76岁。近1年来逐渐驼背，身长缩短，腰背疼痛，伴有腰膝酸软，头目昏眩，耳鸣，口燥咽干，舌红、苔少，脉细数。腰椎骨密度检测提示重度骨量减少。

【诊断】腰痛（肝肾阴虚）。

【治法】滋补肝肾，强筋健骨。

【处方】熟地、黄芪各20克，山茱萸、山药、骨碎补、丹参、杜仲、当归、白菊花、白芍各15克，茯苓、泽泻、牡丹皮、枸杞子、续断各12克，紫河车10克，甘草6克。

【用法】水煎，分3次服，每日1剂。

【疗效】服药5剂后腰背疼痛、头目昏眩、口燥咽干缓解，仍感腰膝酸软。上方减枸杞子、白菊花，加淫羊藿15克，服法同前，继服5剂后腰背疼痛消失，腰膝酸软明显缓解。二诊方续服1个月后腰膝酸软消失，腰椎骨密度检测提示轻度骨量减少。

2.病案二

向某，男，78岁。近5年来逐渐驼背，腰痛，腰膝酸软无力，怕冷，手足不温，少气乏力，遇劳更甚，舌淡，脉沉细。腰椎骨密度检测提示中度骨量减少。

【诊断】腰痛（肾阳虚）。

【治法】温补脾肾。

【处方】熟地、黄芪各20克，山茱萸、山药、骨碎补、丹参、杜仲、当归、白芍、淫羊藿各15克，茯苓、泽泻、牡丹皮、续断、菟丝子各12克，甘草6克。

【用法】水煎，分3次服，每日1剂。

【疗效】服药7剂后腰痛和腰膝酸软无力缓解，上方减菟丝子继服2个月，形寒肢冷消失，腰椎骨密度检测提示骨量正常。

3.病案三

杨某，女，65岁。3年来全身关节疼痛，以腰背酸痛为主，腰部常感冷痛重浊如裹带，下肢重着，阴雨天和天气变化时更甚。因肢体沉重，行走困难，活动受限，以卧床为主，逐渐翻身困难，肢麻。舌淡、苔白，脉细弱。血沉、抗"O"、风湿及类风湿因子正常，小便常规及肾功能检查未发现异常，腰椎X线片提示骨质疏松，骨密度检测提示重度骨量减少。

【诊断】痹病（肾虚湿困）。

【治法】补肾除湿，壮骨生髓。

【处方】黄芪30克，熟地20克，山茱萸、山药、骨碎补、丹参、杜仲、淫羊藿、独活、当归各15克，桑寄生、秦艽、牛膝各12克，防风10克，细辛3克。

【用法】水煎，分3次服，每日1剂。

【疗效】服药7剂后全身关节疼痛和肢体沉重感减轻，翻身灵敏度改善，肢体麻木好转。上方继服7剂后生活能力改善，能下床活动。

四、体会

李老认为，骨质疏松症总的治疗原则是"培其不足，不可伐其有余"，当用填精益髓之品资其生化之源，并适当加用活血化瘀药物。以上各方为六味地黄汤和当归补血汤加味，方中熟地滋肾阴、益精髓，山茱萸滋肾益肝，山药滋肾补脾，黄芪补脾肺之气为生血之源，当归益血和营，骨碎补补肾强骨止痛，杜仲补肝肾、强筋骨，丹参活血止痛，淫羊藿补肾阳、强筋骨、祛风湿。此方以滋补脾肾为主，使肾精充足，骨髓生化有源，骨骼得以滋养而强健有力。

云南名医治骨关节炎经验

汤小虎，主任医师，教授，博士生导师，云南名医。从事中医内科临床、教学和科研工作30余年，对治疗骨关节炎有丰富的经验和独到的见解。现将汤教授运用桂枝类方治疗骨关节炎的经验介绍如下。

一、病因病机

骨关节炎是以关节软骨的退行性病变和继发性骨质增生为特征的慢性关节疾病，以膝关节疼痛、肿胀、僵硬、活动受限，甚至关节畸形为主要表现，常见于中老年人，严重影响患者的生活质量。

骨关节炎属于中医"痹病"的范畴。汤教授认为，骨关节炎的病因病机责之于营卫不和，复感外邪，致肝肾亏虚，久病成瘀。特别是早期的骨关节炎，多因营卫不和，加之感受风寒湿邪痹阻经络而发病。汤教授在临床上治以调和营卫、祛风除湿、温经散寒、补益肝肾、活血化瘀为法则，灵活运用桂枝类方治疗骨关节炎，每获佳效。

二、辨证论治

1.气血不和型

【临床表现】关节酸沉，隐隐作痛，屈伸不利，肢体麻木，四肢乏力，或汗出畏寒，或面色少华，舌淡、苔薄白，脉沉细或沉虚而缓。

【治法】调和营卫，益气养血。

【处方】黄芪20克，桂枝、白芍、当归、川芎、茯苓、生地、党参各10克，大枣2枚，甘草5克。兼大便溏烂者，改白芍为炒白芍，加炒白术10克，茯苓加至20克。

【用法】水煎，分3次服，每日1剂。

2.寒湿痹阻型

【临床表现】肢体、关节酸痛重着，或关节局部肿胀，屈伸不利，局部畏寒，遇寒痛增，得温痛减，活动时疼痛加重，可伴腰膝酸软，四肢乏力，或伴纳食欠佳，大便溏烂，小便清长，舌淡、苔薄白或白滑，脉弦紧或弦缓。

【治法】散寒除湿，温经通络。

【处方】制附子（先煎2小时）、桂枝、白芍、独活、狗脊、杜仲、薏苡仁、生姜各10克，细辛2克，大枣2枚，甘草6克。上肢疼痛者，加羌活、威灵仙、姜黄各10克；下肢疼痛者，加川牛膝15克；关节肿胀者，加防己8克、苍术12克；肿胀明显者，加泽泻10克，薏苡仁加至20克。

【用法】水煎，分3次服，每日1剂。

3.肝肾亏虚型

【临床表现】关节疼痛、肿胀，时轻时重，屈伸不利，或伴关节弹响，腰膝酸软，腰腿活动不利；或伴关节变形，筋肉萎缩，形寒肢冷；或心胸烦热，手足心热，午后潮热；舌淡、可有瘀点瘀斑、苔白或白腻，脉沉细或弦细。

【治法】补益肝肾，强筋健骨。

【处方】独活、桑寄生、桂枝、白芍、秦艽、当归、川芎、茯苓、生地、炒杜仲、炒川牛膝、党参各10克，甘草6克。遇寒关节疼痛加重者，加细辛3克、防风10克；腰膝酸软、形寒肢冷重者，加狗脊15克、淫羊藿12克；平素气虚易感风寒者，加黄芪15克、防风10克；舌有瘀斑瘀点者，加骨碎补15克；上肢疼痛者，加羌活、威灵仙、豨莶草各10克。

【用法】水煎，分3次服，每日1剂。

4.湿热阻络型

【临床表现】关节红肿热痛，疼痛较重，活动不利，多兼有发热、恶风、口渴、心烦等全身症状，舌红、苔黄或黄腻，脉濡数或滑数。

【治法】清热除湿，祛风通络。

【处方】生石膏（先煎）20克，知母10克，桂枝、苍术、黄柏各6克，薏苡仁15克，秦艽8克，甘草5克。舌红绛者，加生地、牡丹皮各12克，赤芍5克。

【用法】水煎，分3次服，每日1剂。

5.寒热错杂型

【临床表现】关节肿痛，局部灼热，肢冷畏风寒；关节红肿热痛，局部畏寒，得暖则舒；关节冷痛，筋脉拘急，口干苦，烦躁；肌肉关节冷痛拘急，麻木不仁，潮热盗汗；舌淡、苔薄黄或舌红、苔白。

【治法】清热散寒，祛风除湿。

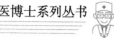
【处方】制附子（先煎2小时）、桂枝、炙麻黄、白术、白芍、知母、黄柏、防风、生姜各10克，甘草6克。夹杂瘀血者，加红花、桃仁、川芎各10克，赤芍、当归各12克；瘀血甚者，加制乳香、没药各10克；关节漫肿疼痛者，加法半夏、茯苓各15克，陈皮、胆南星各10克，白芥子6克。

【用法】水煎，分3次服，每日1剂。

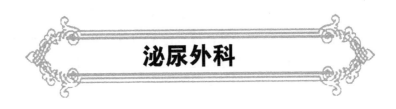

山东名医治老年人淋证经验

张法荣，教授，山东省名中医药专家。从事中医内科临床、科研工作20余年，擅长运用中医药治疗肾病，尤其对急慢性肾病、尿路感染的诊疗有独到的见解。张教授运用中药治疗老年人淋证疗效满意，现将其治疗老年人淋证的经验介绍如下。

一、病因病机

淋证是由外感湿热、情志不调或久病劳伤等原因引起，以小便频数短涩、灼热刺痛、淋漓不尽，兼小腹拘急引痛为主症的病证。根据病因和症状的不同，可分为热淋、血淋、石淋、气淋、膏淋、劳淋6种类型。女性多发，容易反复，迁延不愈，类似于现代医学的尿路感染、尿路结石、前列腺炎、乳糜尿等。

二、辨证论治

古代中医学家提出："诸淋者，由肾虚而膀胱热故也。"这高度概括了淋证的病因病机。张教授认为，老年人淋证反复不愈，其本在肾，并涉及心、肝、脾，故在临证之时应根据症状结合脏腑辨证，灵活运用中药方加减治疗。

【处方】熟地、山茱萸、牡丹皮、柴胡、白芍、当归各10克，山药、茯苓各12克，泽泻、炒山栀子各8克，炒酸枣仁20克。腰酸痛，舌红而偏肾阴虚者，加龟板、知母各10克，黄柏6克；肢冷，舌淡而偏阳虚者，加肉桂6克，桂枝、巴戟天、益智仁各10克；肝郁明显者，加郁金、川楝子各10

克；口苦、呕恶者，加柴胡10克、黄芩6克；肝肾阴虚而失眠眩晕者，加枸杞子、麦冬、生地、玄参各10克；脾气虚而致尿淋漓不尽伴神疲乏力者，加黄芪、党参、莲子肉、芡实各12克；气机不畅而致小腹坠胀者，加川楝子、陈皮、青皮各10克，沉香6克；心经热盛、心烦失眠者，加连翘、淡豆豉各10克，莲心、竹叶各6克；湿热偏盛者，加萹蓄、瞿麦、虎杖、萆薢、滑石粉（包煎）各10克；有血尿者，加大蓟、小蓟、仙鹤草、旱莲草各10克。

【用法】水煎，分3次服，每日1剂。

三、典型病案

杨某，女，56岁。尿频、尿急、排尿有灼热感1年余，加重5天。患者1年前无明显诱因出现尿频伴灼热感、尿痛，口服左氧氟沙星等药治疗后缓解。其间多因劳累及情绪波动复发，服用中成药治疗后效果不明显。诊见：尿频伴灼热感、腰酸痛、乏力，盗汗，平素心烦急躁，晨起口苦口干，食可，入睡困难，易醒，醒后难以再睡，夜尿4～5次，大便调，舌尖红甚、苔薄黄，脉沉弦。尿常规检查提示：白细胞（++），蛋白（−），潜血（+）。

【诊断】劳淋（肾虚肝旺，湿热壅盛）。

【处方】柴胡、白芍、当归、生地、熟地、炒山药各10克，炒山栀子、牡丹皮、泽泻各8克，炒酸枣仁、生龙骨（先煎）、生牡蛎（先煎）各20克，山茱萸、通草各12克，虎杖、桑螵蛸各15克。

【用法】水煎，分3次服，每日1剂，共7剂。

【疗效】二诊：尿灼热感基本消失，尿频改善，仍腰酸乏力，眠差心烦，舌红、苔薄白，脉沉弦。上方去通草，加黄芪、夜交藤各15克，牛膝12克。三诊：诸症减轻，尿频明显好转，仍时有心烦，舌红、苔薄白，脉沉弦。尿常规检查提示：潜血（−），白细胞（−）。二诊方去虎杖、桑螵蛸，加淡豆豉15克。四诊：尿频基本消失，无尿热尿痛，体力可，无口干口苦，食可，眠欠佳，心烦急躁基本缓解，舌淡红、苔薄白，脉沉。三诊方继服7剂以巩固疗效，嘱停药后服用滋肾安神合剂调理睡眠。

黑龙江名中医治血淋经验

崔振儒，主任医师，教授，黑龙江中医药大学第二附属医院特诊专家，首批全国老中医药专家学术经验继承工作指导老师。从事医学教学、临床工作50余年，学识和经验丰富，擅于治疗各种中医内科杂病。现将崔教授治疗血淋的临床经验介绍如下。

一、病因病机

淋证之名，始见于《黄帝内经》，有"淋""淋溲""淋满"等不同名称的记载。隋代巢元方《诸病源候论》又将淋证分为石淋、劳淋、气淋、血淋、膏淋、寒淋、热淋7种。自此之后历代医家皆对淋证分证治之，血淋的病因病机与治法方药也日趋完善。血淋，明代李中梓《医宗必读》言："有血瘀、血虚、血冷、血热之分"，将血淋按病机症状之区别分型辨治。

二、辨证论治

1.膀胱湿热型

【临床表现】尿频急、热涩刺痛，尿色深红，舌苔黄，脉滑数。

【治法】清热利湿，凉血止血。

【处方】萹蓄、瞿麦、茯苓、冬葵子、半枝莲、白花蛇舌草、凤眼草、马齿苋、萆薢各10克，泽泻、小蓟、白茅根各8克。

【用法】水煎，分3次服，每日1剂。

2.肾阴亏虚型

【临床表现】尿色淡红，尿痛涩滞不明显，腰酸膝软，手足心烦热，舌红、苔少，脉细数。

【治法】滋阴清热，凉血止血。

【处方】知母、熟地、黄柏、山茱萸各12克，山药、牡丹皮、茯苓、泽泻各10克，旱莲草、小蓟、地榆各8克。

【用法】水煎，分3次服，每日1剂。

3.脾虚失摄型

【临床表现】尿色淡红，尿时涩滞、尿有余沥，小腹坠胀，面白不华，少气懒言，精神倦怠，甚则肢体肿胀，舌淡，脉虚细无力。

【治法】补中益气，凉血止血。

【处方】黄芪、党参、白术、炙甘草各12克，当归、升麻、柴胡、陈皮各10克，藕节、生地、小蓟各8克。

【用法】水煎，分3次服，每日1剂。

4.肝郁气滞型

【临床表现】尿色深红，或尿中夹有血块，尿道灼热疼痛，排尿时疼痛满急感加剧、滴沥不畅，或尿道抽痛，不能憋尿，伴下腹坠胀不适，或见心烦，遇情志不舒则症状反复，舌暗红、苔白或黄腻，脉沉弦或弦涩。

【治法】疏肝理气。

【处方】柴胡、枳壳、陈皮各12克，当归、白芍、甘草、石韦、冬葵子、王不留行、红花、赤芍、牛膝各10克。

【用法】水煎，分3次服，每日1剂。

三、体会

《金匮要略》云："淋家不可发汗，发汗则必便血。"血淋无论是湿热、肝郁之实证，或肾虚、脾虚之虚证，除自小便而出的阴血耗伤外，都存在一定程度的津液暗耗。因此崔教授认为，在选方用药时须保护阴津，常用药物有沙参、玄参、女贞子、旱莲草、菟丝子等。中医认为，脾胃为后天之本，气血生化之源。正气旺盛则脾胃运化正常，水道自利，膀胱气充，开合有权，小便得行。然而在治疗血淋过程中多运用寒凉之药，此类药物易损伤中焦脾胃，导致脾气虚弱，水湿内盛，困阻中焦，肝气疏泄不利，或脾虚气血不足，不能充养肝血，影响肝气疏泄，或脾气虚弱，气血不足，无以滋养先天肾阴等；又因脾胃与肝肾关系密切，单纯脾病，或脾病及肝肾，都可引起血淋的发生或加重病情。因此治疗血淋时须重视健运脾胃，常用药物有党参、白术、茯苓、炙甘草、黄芪、薏苡仁、半夏等。

江苏名中医治尿道综合征经验

翟惟凯，男，主任中医师，江苏省名中医，江苏省中医药专家学术经验继承指导老师，长期从事中医、中西医结合临床工作，擅长运用中医药治疗复杂肾脏疾病、内科疑难杂病及妇科病。现将翟老治疗尿道综合征的经验介绍如下。

一、病因病机

尿道综合征又称无菌性尿频、排尿困难综合征，以尿频、尿急、尿痛或排尿不适、膀胱区疼痛为主症，而尿常规、尿培养无明显异常。翟老认为，尿道综合征临床常见肾气亏虚、失于固摄，中气下陷、兼夹湿热，肾阴亏虚、下焦蓄热三型，分别采用补肾固涩、化气通淋，补气升提、兼清湿热，滋阴益肾、清热利湿三法治疗，临床效果显著。

二、辨证论治

1.肾气亏虚，失于固摄型

钱某，女，62岁。尿频、尿急伴有腰酸4年余。曾查B超，提示双肾形态、大小正常，多次中段尿培养结果均为阴性，长期服用抗生素及中药利尿通淋之剂，但病情无好转。就诊时患者倦怠乏力，腰膝酸软，眩晕健忘，活动后易出汗，时有尿失禁，咳嗽时加重，夜尿5～7次。舌淡、苔薄白，脉细弱。

【治法】补肾固涩，化气通淋。

【处方】炙黄芪、菟丝子、山药、煅牡蛎（先煎）、苎麻根各30克，党参20克，芡实15克，益智仁12克，熟地、山茱萸、桑螵蛸、五味子、巴戟天、乌药各10克。

【用法】水煎，分3次服，每日1剂，共14剂。

【疗效】二诊：小便次数明显减少，自汗症状好转，上方去煅牡蛎，继服14剂，诸症改善，随访1年未复发。

2.中气下陷，兼夹湿热型

周某，女，88岁。反复尿频30余年。目前白天解小便10余次，夜尿

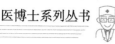

8～10次，严重影响生活质量，多次尿常规、尿培养检查均无异常，曾多次口服抗生素及中药利尿通淋之剂，但效果甚微，既往有阴道脱垂病史。就诊时患者神疲乏力，食欲欠佳，脘腹坠胀，小便淋漓不尽，舌淡、苔薄黄腻，脉细濡。

【治法】补气升提，兼清湿热。

【处方】炙黄芪、苎麻根、凤尾草各30克，党参、升麻、菟丝子各20克，覆盆子15克，炒白术、陈皮、柴胡、炒当归、石菖蒲各10克，枳壳、黄柏各9克。

【用法】水煎，分3次服，每日1剂，共14剂。

【疗效】二诊：小便次数减少，舌苔黄腻消失，但仍有下腹坠胀感，继以补气升提固涩法调治，随访至今未有复发。

3.肾阴亏虚，下焦蓄热型

陶某，女，36岁。有排尿不适感5年余。患者间断尿频、尿急，排尿不适，下腹部酸胀，手足心热，腰酸，心烦失眠。曾服中药清热通淋，但效果不明显，多次尿常规及尿培养结果均为阴性，舌红、苔少，脉细沉。

【治法】滋阴益肾，清热利湿。

【处方】旱莲草30克，生地、山药各20克，续断、蜀羊泉、凤尾草各15克，杜仲、桑寄生、女贞子、狗脊、巴戟天、泽泻各10克，知母、黄柏各9克。

【用法】水煎，分3次服，每日1剂。

【疗效】连续治疗2个月，临床症状明显改善。

三、体会

本病女性多见，具有反复发作、迁延难愈的特点。本病病因未明，西医学认为与尿道动力学改变、精神因素、雌激素水平下降、过敏或化学性激惹等因素有关。本病属中医学"气淋""劳淋"的范畴，临床中辨证准确，对症用药即能药到病除。